POINTS TRIGGER
pour soulager les douleurs musculaires
des bébés et des enfants

Titre original : Acupoint and Trigger Point Therapy
for babies and children, a parent's healing touch

© Donna Finando 2008, pour le texte
© Healing Arts Press 2008, pour l'édition originale

Traduit de l'américain par Christine Lefranc

© Guy Trédaniel Éditeur 2014, pour la version française
ISBN : 978-2-8132-0668-8

www.editions-tredaniel.com
info@guytredaniel.fr

POINTS TRIGGER
pour soulager les douleurs musculaires
des bébés et des enfants

Guy**Trédaniel** éditeur

19, rue Saint-Séverin
75005 Paris

*À tous ceux qui m'ont précédée
tout au long de cette merveilleuse chaîne de vie
et ont partagé leur savoir,*

*À tous ceux qui suivront, à la recherche de ce savoir,
avec toute ma gratitude et mon amour*

Sommaire

REMERCIEMENTS..7
AVANT-PROPOS de Mark Finando.........................9
INTRODUCTION...11

PREMIÈRE PARTIE : LES BASES   15

Liens affectifs : l'importance du toucher
et l'utilisation des mains 17
Introduction à la théorie des méridiens.....................23

SECONDE PARTIE : LES TRAITEMENTS   57

La santé et sa préservation 59
Rhumes ordinaires..71
Maux de gorge 85
Infection de l'oreille..95
Infection des sinus.. 105
Toux 111
Asthme 121
Conjonctivite.. 135
Fièvre 145
Constipation et gaz 155
Diarrhée.. 163
Vomissements.. 171
Irritabilité, agitation et troubles du sommeil 177
Colique : pleurs immodérés 187
Infection du système urinaire 197
Maux, douleurs, contusions, entorses, etc................. 205

ÉPILOGUE : la fontaine au courant ininterrompu
et les quatre besoins fondamentaux........................ 227
CONCLUSION : note d'un enfant à ses parents 241
APPENDICE : points d'acupuncture couramment utilisés 243
ADRESSES UTILES 251

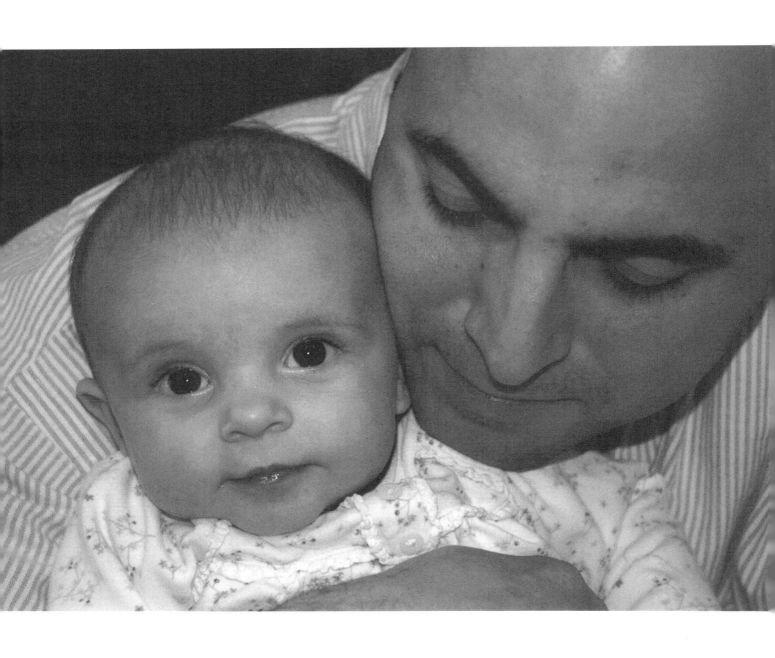

Remerciements

NOMBREUSES SONT les personnes qui se sont impliquées dans la conception et la réalisation de ce livre, chacune à leur manière. Lorsque Mark devint père, il me demanda de consigner quelques traitements afin que Claire et lui puissent s'occuper de leur enfant comme je l'avais fait avec lui durant sa croissance. Il me dit alors : « Cela pourrait faire l'objet de ton prochain livre, maman. » J'envisageai cette idée de livre avec joie, mais fus surtout sensible au fait que Claire et Mark aient le désir de participer ensemble à la protection et à l'entretien de la santé de leur fille, Mégane. Je les en remercie du plus profond du cœur.

Merci aussi aux nombreuses personnes qui ont participé à la réalisation de ce livre. Jeanie Levitan, la directrice de la maison d'édition Inner Traditions, s'est révélée un modèle de clarté durant tout le processus. Susan Davidson, par le biais de sa mise au point rédactionnelle, a fait un merveilleux travail en m'aidant à exprimer mes pensées. Gretchen Geller a apporté les premières interprétations des croquis des os du corps, des mains et des pieds. Peri Champine et Carol Ruzicka ont affiné ces images initiales pour représenter et clarifier avec précision les zones de traitement et les points d'acupuncture. Rachel Goldenberg et Priscilla Baker ont passé des heures entières à développer la conception du texte et des images, et Chanc E. VanWinkle, le maître d'œuvre, a su rassembler ces nombreux fils.

Je suis également extrêmement reconnaissante à feu Tina Sohn, mon premier professeur, qui m'a transmis tout ce qu'elle avait appris de ses instructeurs.

Merci à vous tous.

Avant-propos

Il n'y a pas si longtemps, je me réfugiais dans le giron de ma mère, Donna, chaque fois que je me sentais mal. Aux moindres petits maux, rhumes ou fièvres de mon enfance, je recevais la caresse apaisante de ses mains compétentes. Parfois, les points qu'elle touchait étaient douloureux, mais je revenais toujours vers elle chaque fois que je me sentais mal.

Au fil du temps, les maux de l'enfance ont cédé la place aux lésions sportives. Au cours de mon activité de lutteur, j'ai enduré d'énormes tensions, des entorses et des douleurs dans toutes les parties de mon corps, mais n'ai jamais manqué un match, grâce à ma mère. Un autre bénéfice inhérent à ces traitements et dont la pensée ne m'avait jamais effleuré à l'époque, était que, durant la durée des massages qu'elle appliquait sur mes lésions des épaules, du dos, du cou et des genoux, nous parlions. Pas de divertissements modernes, juste une mère parlant à son fils adolescent tout en pratiquant un art ancien qui m'aidait à guérir. Nous discutions de toutes sortes de sujets – je suis certain que nombre d'adolescents n'ont jamais eu cette opportunité de passer autant de temps que moi à parler avec leur mère.

Au collège, la lutte fit place au cyclisme de montagne. Les kilomètres qui séparaient le collège de la maison m'empêchaient de rendre régulièrement visite à ma mère, ma guérisseuse. Je me retrouvais souvent assis dans ma chambre, perclus de douleurs et recevant des conseils par téléphone sur la meilleure manière de masser différentes lésions.

École supérieure, premier travail, mariage et les mois de nausées matinales de mon épouse – chaque événement de la vie permettant de révéler et de construire le caractère d'une personne – formèrent cet adulte que je suis devenu. Je n'ai aucune formation médicale officielle, mais j'ai découvert, depuis la naissance de ma fille, une capacité unique de la soulager, en lui frottant instinctivement le ventre ou les pieds. Je me connecte à ma fille par le biais du toucher, tout comme le faisait ma mère avec moi.

Et maintenant, grâce à ce livre, vous pouvez vous connecter à vos enfants en pratiquant ces mêmes techniques de guérison.

Bonne chance, soyez doux. Sachez apprécier vos enfants.

Mark Finando

Introduction

Dans l'enfance, je fus élevée comme tant d'enfants issus du baby-boom, par des parents enthousiasmés par les merveilles de la médecine moderne. La pénicilline, initialement produite pour traiter les soldats blessés, fut mise sur le marché durant la Seconde Guerre mondiale. Avant cette découverte capitale permettant de traiter les infections bactériennes, ce que l'on considère maintenant comme des infections banales aurait pu facilement mener à la mort.

Les maladies infantiles étaient des épreuves ordinaires et prévisibles pour chaque enfant ; oreillons, varicelle et rubéole étaient le lot de tous. Certains en souffraient davantage. La polio terrifiait les parents des jeunes enfants, car non seulement elle était monnaie courante, mais les dommages qu'elle provoquait allaient de la douleur et de la faiblesse musculaire aux paralysies handicapantes. Tout ceci commença à changer vers le milieu des années 1950 avec l'apparition des vaccins infantiles qui font maintenant partie intégrante des soins de santé de l'enfant.

Quand j'étais jeune, le médecin de famille appelait encore à la maison pour prendre des nouvelles des malades, ce qui est actuellement totalement impensable et même considéré comme une coutume désuète par les jeunes parents qui pourront lire ce livre. Quand un enfant était malade, le médecin venait chez vous, chargé de sa mallette noire de praticien (quelqu'un sait-il encore ce que c'est, de nos jours ?). Il écoutait la respiration de l'enfant avec un stéthoscope et faisait une injection : la pénicilline magique. Le processus de guérison commençait alors ; les parents poussaient un soupir de soulagement.

Pour les parents de cette époque, la médecine moderne était un véritable prodige.

Enfant, j'étais déjà encline à travailler avec mes mains. Ma première formation dans les arts de la guérison fut la méthode Amma, une application sophistiquée d'acupressure. Mon enseignante, Tina Sohn, avait reçu Amma de sa grand-mère coréenne. Elle me parla des capacités de cette méthode pour diminuer les malaises et guérir les maladies.

Ayant été élevée sous l'égide de la médecine moderne, j'étais un peu sceptique jusqu'à ce que je commence à l'utiliser moi-même sur mon fils de trois mois. Je fus stupéfiée du résultat. Par un simple toucher des mains, une congestion nasale se libérait, un rhume cessait et la respiration du bébé s'améliorait, sa fièvre tombait, son infection auriculaire disparaissait. Il arrivait qu'un rhume se manifeste après le traitement, mais il n'apparaissait que pour disparaître en l'espace de deux jours. Plus j'utilisais la méthode Amma et plus je constatais sa magie – le miracle du corps qui s'auto-guérit. Ce fut l'avènement d'une pratique de trente-deux ans dans le domaine de la santé.

En tant qu'acupunctrice et masseuse, j'avais eu le grand avantage d'avoir été formée à de nombreux éléments appartenant à deux grands systèmes de santé : l'un basé sur les principes orientaux, l'autre sur le modèle « conventionnel ». Mes années de pratique m'ont appris que non seulement ils ont chacun leur place dans les soins, mais s'ils sont utilisés en partenariat, ils deviennent un outil remarquablement puissant qui incite les capacités du corps à l'auto-guérison. Les informations et les traitements fournis dans ce livre sont les résultats de l'alliance de ces deux méthodes.

Le corps humain est étonnant. Il *est* capable de se guérir seul et, avec un petit coup de pouce – infime la plupart du temps –, il peut être d'une remarquable efficacité. Les traitements indiqués dans ce livre assurent cette aide. Ce n'est pas un substitut aux soins médicaux, mais plutôt un complément. Certaines fois, les diagnostics de notre médecin sont indispensables ainsi que les médicaments. Mais il y a aussi de nombreuses fois où nous savons qu'un rhume n'est qu'un rhume et que la constipation n'est qu'une gêne temporaire qui passera.

Que le diagnostic ou les remèdes d'un médecin soient nécessaires ou non, un traitement manuel augmentera le processus de guérison et soulagera un enfant en détresse. Le bonus est double. Premièrement, en tant que parent, vous pouvez participer à la guérison de votre enfant quel que soit son âge. Qu'y a-t-il de plus merveilleux que cela ? Plutôt que de vous contenter d'attendre que votre enfant aille mieux, vous pouvez agir. Deuxièmement, en portant toute votre attention sur votre enfant, en lui prodiguant des soins, vous vous reliez à lui. Vous approfondissez les merveilleux moments de connexion qui alimentent votre relation et vos deux cœurs.

Les traitements inclus dans ce livre sont basés sur la méthode de soins orientaux. Ce système considère la globalité du corps. Il s'appuie sur des méridiens ou canaux qui parcourent les bras, les jambes, le torse et la tête. La force de vie, l'énergie, le qi (quelquefois prononcé *tchi*) circule dans ces canaux. Chacun d'eux est relié à un organe interne ou à un système de notre corps. Un chapitre est consacré à l'introduction de ces notions.

En termes simples, le principe sous-jacent à ce modèle explique que, lorsque la circulation du qi est entravée, les problèmes se traduisent dans le corps sous forme de maux et de maladies. En éliminant les obstructions, le corps commence à s'auto-guérir. Massage, acupuncture, acupressure et application de chaleur sur des points spécifiques sont des moyens parmi d'autres qui permettent de corriger ces obstructions. Ce système a été utilisé depuis des milliers d'années pour traiter les maladies et maintenir une bonne santé globale.

L'autre aspect de ces traitements est le massage de la musculature. Nous savons tous, ne serait-ce qu'intuitivement, que la douleur d'une lésion est soulagée en frottant. Le seul instinct nous conduit à toucher la zone douloureuse. Pourquoi ? La musculature connectée à un organe ou à un système particulier se raidit lorsqu'elle ne fonctionne pas correctement. Quel a été le premier déclencheur : la contraction des muscles ou le dysfonctionnement de l'organe ? C'est une bonne question – d'un point de vue physiologique, la causalité fonctionne dans les deux sens. Parfois la contraction de la musculature peut conduire au dysfonctionnement de l'organe et parfois, c'est le contraire. Mais ce qui est sûr, c'est que, quand vous avez un rhume, les muscles de votre buste se tendent et que, si vous vous massez la poitrine et le haut du dos pour les libérer, vous commencez à vous sentir mieux. Vous respirez plus facilement ; demandez à quelqu'un qui souffre d'asthme. Si vous êtes constipé, vous frotter le ventre sera bénéfique ; les intestins sont ainsi stimulés, les gaz évacués et le malaise commence à régresser.

Cette approche associe l'acupressure et le massage musculaire. Elle est à la portée de tous. Des schémas clairs guideront vos mains à l'endroit que vous devez toucher. J'ai aussi introduit les représentations des voies des méridiens, des points et des muscles utilisés dans les traitements pour ceux qui seraient intéressés par le remède spécifique qui favorise la guérison. Cependant, la seule chose dont vous *avez besoin* est le désir d'aider votre petit, la volonté de passer un peu de temps pour le regarder dans les yeux et lui sourire « face à face, cœur à cœur », tout en lui touchant doucement le corps.

Je suis praticienne de santé depuis plus de trente ans. Mes années de pratique couvrent l'époque durant laquelle mon bébé est devenu un homme qui a fondé sa propre famille. Lorsque je le soignais, non seulement la praticienne que j'étais ressentait un grand plaisir à s'occuper d'un enfant, mais la maman que j'étais chérissait ces moments passés avec lui. Je me rappelle encore clairement de certains d'entre eux avec un sourire aux lèvres, riant avec amour, jouant, touchant, apaisant, *aidant* mon petit.

C'est encore le cas aujourd'hui.

PREMIÈRE PARTIE

Les bases

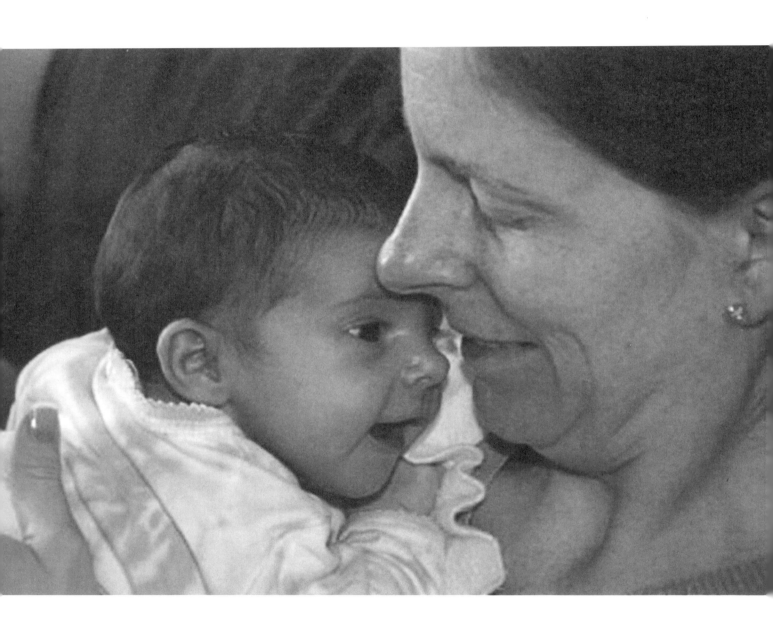

Liens affectifs

L'importance du toucher et l'utilisation des mains

Qu'y a-t-il de plus naturel que de toucher votre bébé ? C'est une partie de vous. Il s'est formé et est sorti de votre corps. Il est le produit de votre amour avec votre partenaire. Prendre dans les bras, toucher, câliner est l'instinct le plus naturel de tout parent. Par le toucher, nous apaisons et sommes apaisés, nous soulageons et sommes soulagés, nous nous relions, nous nous connectons, nous affirmons notre unité.

De tout temps, les mères et les pères se sont précipités pour « frotter le bobo » de leur petit, pour calmer sa souffrance et la faire disparaître. Nous cherchons à aider un enfant qui pleure en le prenant dans nos bras. Cette douleur que ressent une mère lorsqu'elle entend son bébé pleurer est le besoin de soulager son petit.

C'est le sujet ce livre. Nous tendons les bras pour toucher notre enfant et l'aider à se remettre de tout ce qui peut le faire souffrir.

Les bébés et les petits enfants sont stupéfiants. Leur corps n'abrite pas encore les zones de tension ou les contractions musculaires qu'adopte le corps en vieillissant. Lorsque nous traitons une souffrance par le toucher, leur corps réagit rapidement et garde le traitement en mémoire. Toute zone sujette à une tension musculaire se libère aussitôt. Quelques minutes de travail suffisent pour un résultat qui se prolongera dans le temps. Ce livre rappelle que le toucher, utilisé avec *intention* et *direction*, est un outil puissant : un outil merveilleux, tendre et puissant.

Cet outil est littéralement entre vos mains. Les mains sont les agents du toucher et le toucher est l'un des moyens les plus efficaces qui permettent à un être humain de se connecter à un autre.

Dans ce livre, je propose des traitements dans lequel le toucher est utilisé comme un moyen pour soulager les symptômes et accélérer la guérison des maladies et des problèmes les plus fréquents chez la plupart des enfants. Rhumes, toux, asthme, constipation, diarrhée et infections infantiles sont traités par acupressure basée sur l'approche des méridiens de la médecine orientale. Les canaux ou méridiens[1] créent un réseau vivant dans notre corps, reliant sa surface aux organes internes. Le dysfonctionnement d'un organe se reflétera dans les méridiens apparentés ainsi que dans les muscles et tissus conjonctifs contenus à l'intérieur et formant les passages des méridiens. Par exemple, supposons que vous attrapiez une bronchite. Vous allez tousser, vos poumons et votre respiration en subiront les conséquences. Les méridiens traversant les poumons seront aussi affectés tout comme les zones musculaires par lesquelles ils passent. Dans ce cas précis, ces zones concernent les bras, la poitrine et le dos. D'un point de vue oriental, vous ne séparez pas l'organe, son méridien apparenté, l'énergie qui circule dans ce méridien et les zones corporelles par lesquelles il passe. Au lieu de considérer l'organe – les poumons dans le cas présent – comme quelque chose de séparé et de distinct de l'énergie et des canaux qui le servent et l'alimentent, on considère l'ensemble organe/énergie/système de canaux que l'on traite comme une seule entité. Cette relation explique pourquoi vous devez travailler sur les bras pour soulager les poumons.

Le dernier chapitre relatif aux problèmes infantiles propose des traitements aux différentes douleurs musculaires dont peut occasionnellement souffrir un enfant. Ils font appel aux massages et aux pressions pour libérer les bandes tendues et les points Trigger qui se sont développés dans les muscles après une utilisation abusive ou une lésion. Ce genre de travail musculaire est ce qui convient généralement le mieux à nos jeunes athlètes : massage des jambes et du dos de nos danseurs, des épaules et des bras de nos lanceurs de base-ball, des cuisses, genoux et jambes de nos joueurs de basket-ball, des jambes et des chevilles de nos coureurs.

Outre l'utilisation abusive des muscles, des points Trigger peuvent se développer en présence d'une maladie. Par exemple, l'enfant (et même l'adulte) qui souffre d'une maladie respiratoire récurrente telle que l'asthme développera très souvent des points Trigger dans les muscles de la poitrine, du cou et du haut de dos. Ici encore, c'est tout le système qui en sera affecté. Que ce soit exprimé dans le langage de la théorie des méridiens ou dans celui des contractions musculaires, nous parlons en fait de la même chose : les organes et les muscles sont en interaction.

Le toucher manuel est très utile même si votre enfant ne souffre d'aucune maladie ou tension musculaire ; travailler sur lui l'aide à se maintenir en forme. Cela permet de prévenir les maladies et les lé-

---

1   Les termes *canaux* et *méridiens* peuvent se substituer l'un à l'autre dans ce manuel

sions musculaires. S'il a tendance à attraper des rhumes, travaillez sur la musculature du cou, de la poitrine, des bras et du haut du dos. S'il a tendance à tousser et à faire de l'asthme, massez les bras, la poitrine et le dos. Si la digestion est son point faible, ce sont le ventre, le dos et les jambes qui requièrent le plus d'attention. Pour un joueur de tennis, travaillez sur les bras et les épaules et pour un coureur, sur le dos et la poitrine. Je suis certaine que vous comprenez ce que je veux dire.

Comment saurez-vous quel endroit toucher ? Des schémas et des explications relatifs à chaque traitement vous guideront et, au final, ce sont vos mains qui vous le diront. En touchant votre enfant, vous sentirez des zones plus tendues que d'autres. Certaines peuvent sembler épaisses, d'autres déficientes et d'autres vides. Ce sont les zones épaisses et déficientes qui requièrent le plus de travail. Visualisez de l'eau circulant dans un tuyau d'arrosage. Si l'on pince le tuyau, la partie située au-dessus du pincement paraît pleine et difficile à presser ; celle située au-dessous semble vide et facile à presser. L'idée est sensiblement la même en ce qui concerne le corps : sang, fluides corporels et qi circulent difficilement à travers une zone contractée. Le massage et l'acupressure aideront à assouplir cette région. Les contractions disparaîtront. Il en résultera une augmentation du flux du qi, du sang et des fluides, leur libre circulation étant la condition nécessaire à une bonne santé.

Les instants passés à traiter votre bébé ou votre enfant peuvent être un véritable plaisir pour tous les deux, mais il vous faut d'abord vous y préparer. En travaillant sur votre petit, vous utiliserez la partie charnue ou le bord d'un doigt, plutôt que son extrémité. Vos mains doivent être propres et douces, vos ongles courts et lisses. Des ongles longs peuvent gêner et il vaut mieux les couper en veillant à ne laisser aucun bout pointu ; il est facile d'endommager cette peau délicate, ne serait-ce qu'avec un seul petit bout de peau oublié sur le côté de l'ongle. Assurez-vous d'être détendu – c'est la condition sine qua non. Vos stress, tensions et émotions se transmettent par les mains. Accordez-vous un moment pour éliminer le stress de la journée afin de vous concentrer uniquement sur votre enfant en lui donnant toute votre attention. Une séance ne vous prendra pas plus de quinze à vingt minutes.

Ce sont des traitements aussi bien thérapeutiques que préventifs. On peut les utiliser à toutes les périodes de la vie, que votre enfant soit un bébé, un jeune garçon ou fille, un adolescent, un jeune adulte, un homme marié et lui-même père de famille. Il est plus facile de travailler sur un tout petit bébé ou sur un enfant assez âgé pour rester tranquillement allongé et détendu. Par contre, cela devient un véritable challenge pour les enfants d'âge intermédiaire. S'il a de six mois à deux ans, arrangez-vous pour transformer la séance en jeu. Il vous faudra peut-être porter le bébé et marcher autour de la pièce tout en travaillant sur son dos, ou prétendre le chatouiller alors qu'en fait vous travaillez sur son ventre. Vous pouvez interrompre les massages des mains, des bras, des pieds et des jambes par un petit jeu ou autre distraction. Détendez-vous et consacrez du temps à votre enfant. Durant mes séances de traitement, j'ai moi-même été confrontée à de nombreux bébés qu'il fallait porter dans les bras et promener dans la salle de soin, en allumant et éteignant les lumières ou en montrant des couleurs ou des lettres sur les tableaux muraux, voire en lisant.

Souvenez-vous qu'il n'y a pas urgence. Il n'existe aucune façon formelle de procéder. Tout ce que vous devez faire est de veiller à traiter toutes les zones concernées. Lorsque Mark, enfant, attrapait un rhume, je le traitais tout au long de la journée. Lorsque je le portais, je travaillais sur les points de ses bras et ses jambes. Lorsqu'il se préparait à faire un petit somme, je m'occupais de sa poitrine. Quand il m'étreignait, je lui palpais le dos. Quand venait l'heure du coucher, j'avais couvert toutes les zones nécessitant des soins pour l'aider à se remettre de son rhume. Je le touchais et prenais soins de lui toute la journée. La plupart du temps, il ne savait pas vraiment ce que je faisais. C'était agréable et salutaire pour lui, je le savais. Et en dernière analyse, il le savait aussi.

Dans les traitements qui suivent, les descriptions et les schémas vous indiqueront l'endroit à toucher. Il vous faudra travailler sur les deux côtés, droit et gauche, du corps à chaque séance. Les zones de traitement sont marquées par des couleurs de deux tons différents. Celles qui sont en clair nécessitent quelques soins, mais très peu ; travaillez sur ces zones une ou deux fois au cours d'un traitement. Celles plus foncées requièrent le maximum d'attention. Il vous faudra y revenir trois ou quatre fois au cours du traitement. Ces zones couvrent les endroits où peut se trouver un point d'acupuncture (le point a la taille d'une tête d'épingle ; la zone a la taille de la partie charnue de votre doigt). Lorsque vous travaillez sur un bébé ou un petit enfant, il n'est pas vraiment nécessaire de rechercher le point spécifique. Leur corps est si réceptif au traitement qu'un travail sur la zone globale produira l'effet recherché.

Si vous traitez une zone telle que le devant du bras[2] ou la poitrine, formez des petits cercles à l'aide des doigts, comme des spirales, en commençant par une extrémité de la zone et en finissant à l'autre. Vous devez exercer le même degré de pression partout, comme vous le faites quand vous frottez le dos d'un bébé pour l'aider à faire son rot. Les petits corps sont très sensibles, vous n'aurez pas à presser très fort. Les bébés et les enfants sont aussi doux et souples qu'une cire molle. Votre toucher devra se faire tout aussi doucement. La pression que vous devrez exercer peut être très légère. Elle sera juste assez forte pour sentir et faire bouger le muscle dans ce petit corps dodu. C'est vraiment un toucher très doux. Vous devez exercer la même pression que celle que vous utiliseriez pour vous assurer qu'un gâteau est cuit ou pour vérifier que quelque chose de fraîchement peint est sec. L'extrémité du doigt est à peine comprimée. Avec une telle pression, le bébé ne ressentira aucune gêne.

Si votre enfant a atteint l'âge de six ou sept ans et que ses muscles sont bien développés, vous pouvez commencer à rechercher les points d'acupressure. Vous n'aurez certainement pas envie de fureter çà et là. Il faut savoir que dès que vous aurez trouvé un point spécifique, votre doigt tombera dans une petite cavité ou dépression. Tout ce que vous aurez à faire est d'y exercer une simple pression avec le côté de votre doigt, juste assez pour la compresser doucement. Le point peut être un peu sensible, c'est pourquoi il est préférable de ne pas presser trop fort (la plupart des enfants vous le feront de toute façon savoir !). Vous sentirez un léger affaissement de la peau et du muscle sous votre doigt. Pressez doucement. Sentez la peau de l'enfant et la flexibilité de ses muscles sous vos doigts et vos mains.

Chez des enfants plus âgés et plus développés et chez les adolescents ou les adultes, vous pourrez rencontrer des zones musculaires qui semblent plus tendues que les tissus environnants. Elles ressemblent à des cordes ou à des nœuds à l'intérieur du muscle. Ces nœuds sont probablement des points Trigger. Afin de les libérer, pressez dessus, juste assez pour sentir la résistance céder sous vos doigts. Ne tentez pas de faire disparaître de force une zone de tension : elle ne lâcherait pas et ce serait une souffrance inutile étant donné que ces endroits peuvent être très sensibles. Si vous voulez libérer un point Trigger, pressez-le quelques secondes et il commencera à se ramollir et à disparaître. Soyez patient, détendez-vous. Maintenez la pression. Vous observerez que votre doigt commence à bouger en même temps que

---

2   Le terme « devant du bras » se rapporte à la position des bras le long du corps en position debout, les paumes tournées vers l'avant. Dans cette position, les auriculaires se trouvent près des cuisses. Le terme « arrière du bras » se rapporte à la zone du bras qui se trouve à l'arrière, dans cette même position debout.

les tissus qui se ramollissent. J'appelle ce phénomène la « danse des tissus ». Dans ces moments-là, vous pouvez sentir combien le corps est vivant et réactif et vous pouvez vraiment réaliser combien le toucher nous connecte.

Lorsque vous travaillez sur votre enfant, portez toute votre attention sur vos mains, sentez ce qu'est le toucher. Sentez la connexion entre vous, tant physique que subtile. Regardez votre enfant, souriez, parlez, jouez, touchez. Un traitement peut être un moment de détente tranquille, amusant et relaxant pour vous deux. Si votre enfant est agité et grincheux, s'il n'est pas détendu et qu'il n'a pas envie d'être touché, laissez-le. Si *vous* êtes stressé ou distrait par vos autres enfants, le téléphone ou autre chose, attendez. Il y aura toujours un peu plus tard, un moment plus favorable pour vous deux.

Essayez de définir ce qui convient le mieux pour vous et votre enfant. Cela changera au fil des années. La manière de traiter un bébé est très différente de celle dont vous traitez un enfant de cinq ans, de quatorze ans ou un jeune homme au collège. Vous connaissez votre enfant. Vous saurez quel est le meilleur moment pour agir. Suivez votre cœur. Intuition et instinct ont aussi leur place à cette table.

Si vous êtes curieux et désireux de comprendre un peu plus le système de santé oriental, lisez le chapitre qui suit. Il décrit les principes et les dynamiques de base sur lesquels s'appuie ce système. La terminologie fondamentale est définie et les interrelations basiques expliquées. J'ai essayé de rendre ces informations aussi accessibles et lisibles que possible pour tous, que vous ayez ou non des notions dans les domaines de la santé. Avoir une idée des liens qui unissent les méridiens et les organes, les muscles et les fascias vous permet d'entrevoir l'interconnexion des structures à l'intérieur de notre corps. Ceci explique pourquoi toucher la jambe est bénéfique pour l'appareil digestif ou pourquoi toucher le bras permet d'améliorer la respiration.

Bien que ces informations puissent en intéresser quelques-uns, ce n'est sans doute pas le cas de tout le monde. Ainsi, si les dynamiques de ce système ne vous passionnent pas, sentez-vous libre de sauter ce passage. Une main aimante sur votre enfant avec l'intention de l'aider à guérir est bien plus importante que toutes les informations que vous trouverez dans un livre. Vous n'avez pas besoin d'entrer dans les détails pour voir que le corps est une unité merveilleuse, interconnectée, hautement réactive à un toucher curatif plein d'attention.

Introduction
à la théorie des méridiens

COMBIEN DE fois ai-je ouvert un livre et réagi immédiatement à la lecture d'un langage technique ou étranger en me disant : « Laisse tomber. Je ne comprends rien. » Je suppose que beaucoup réagissent comme moi. Je ne serais donc pas du tout surprise si quelques-uns d'entre vous regardaient ce chapitre et, en voyant le terme « théorie des méridiens », décidaient immédiatement de passer outre. Les systèmes de guérison orientaux peuvent être entièrement nouveaux pour vous. Mais vous serez sans doute surpris de trouver les principes de base plus faciles que vous le pensiez. Chaque domaine d'étude possède des mots qui nous sont étrangers et qui peuvent paraître assez décourageants à ceux qui n'ont aucune expérience dans la matière. Il en est ainsi dans chaque domaine d'application, du tricot à l'informatique. Si vous voulez approfondir le sujet, lisez ces informations lentement. Les idées sous-jacentes à la médecine orientale sont fascinantes.

Sans doute savez-vous déjà que les arts curatifs orientaux sont d'une efficacité extraordinaire. Ils existent depuis des milliers d'années. Vous aimeriez peut-être comprendre un peu plus comment et pourquoi la médecine orientale est si efficace. Que vous en ayez une certaine expérience ou non, permettez-moi de vous inviter à lire ce qui suit. J'ai essayé de rendre ces principes de base compréhensibles pour ceux qui s'y intéressent.

L'approche orientale de la santé fascine l'esprit occidental. De plus en plus de personnes y ont recours, constatent que leurs troubles sont soulagés, sinon guéris, mais n'ont cependant aucune certitude sur la manière dont cela fonctionne.

La médecine moderne telle que nous la connaissons en Occident est enracinée dans le principe de réductionnisme : en pulvérisant une chose et en la réduisant en particules aussi petites que possible, nous serons capables de la comprendre. Le centre d'attention est la maladie. Lorsqu'elle survient, les symptômes sont identifiés et traités un par un, parfois par différents médecins. Les problèmes ne sont généralement pas considérés dans le contexte d'un système global.

Les doctrines de bases du système oriental sont diamétralement opposées à cette approche de « puzzle ». La médecine orientale considère le corps humain comme un ensemble, un système dans lequel l'équilibre est la condition essentielle d'une bonne santé. Lorsque ce système en tant qu'unité est dans un état de stabilité, la santé est florissante. Lorsqu'un déséquilibre dérange le mécanisme, les maladies et dysfonctionnements prennent le dessus. La médecine orientale cherche à identifier les déséquilibres et à les corriger pour restaurer la santé.

LES MÉRIDIENS

La médecine orientale a déterminé le système des méridiens, un réseau extrêmement complexe de canaux ou passages interconnectés, à l'intérieur du corps. Les méridiens passent à la surface du corps, la parcourent et pénètrent en profondeur, en se reliant les uns aux autres. Ces canaux traversent les muscles et les tissus, connectant la surface du corps à chacun des organes internes[3].

C'est le long de ces passages que circule le qi. Qu'est-ce que le qi ? C'est l'énergie, la force de vie. Bien que nous ne puissions pas le voir, nous en discernons les manifestations dans le libre mouvement incessant nécessaire à la santé : la circulation du sang et des fluides corporels, la transmission nerveuse, le mouvement des muscles et des articulations, le fonctionnement de la digestion, de l'élimination et la dilatation des poumons. Plutôt qu'une substance, on peut considérer le qi comme le mouvement totalement spontané de toute substance. Regardez un enfant en pleine santé : il n'arrête pas, il ne reste jamais assis. Ses yeux luisent. Il irradie l'énergie. Son corps se développe. Il fonctionne sur un mode spontané. S'il tombe malade, il se remet rapidement.

Comparez avec un vieil homme. Bien qu'il puisse être resté actif pour son âge, il aura des difficultés à passer une journée sans aucun malaise, douleur ou problème digestif. Il a besoin de se reposer souvent. Avec le vieillissement et le déclin du corps, la santé est perturbée, la vie est perturbée.

---

[3] Chose intéressante, la description de l'interconnexion des passages des méridiens est similaire à l'une des structures corporelles les plus extraordinaires, le tissu conjonctif. Globalement, le tissu conjonctif est la matrice, la substance de base, qui entoure toute autre structure. Comme le système des méridiens, les fascias « commencent » à la surface du corps (comme pour tout système continu, il n'y a pas vraiment de commencement), juste sous la peau qui les recouvre dans leur ensemble. Les fascias enveloppent chaque partie corporelle dans son entièreté, ainsi que chaque groupe de muscles et les muscles et fibres musculaires individuels. Ils s'enfoncent ensemble dans le torse pour envelopper et protéger chaque organe individuellement. Ils forment une surface continue sur laquelle reposent les nerfs et les vaisseaux sanguins. Comme le dit John Upledger : « C'est un dédale qui permet de voyager d'une partie quelconque du corps vers une autre partie, sans jamais quitter les fascias. » (John Upledger and Jon Vredevoogd, *Craniosacral Therapy* – Settle : Eastland, 1983, 239)

Pour ceux qui désirent acquérir quelques notions pratiques sur le fonctionnement du système des méridiens, il semble évident que ce que nous faisons lorsque nous établissons un contact sur un point de la surface du corps, consiste à stimuler ce *mouvement* du sang, de la lymphe et des pulsions électriques à travers le système nerveux, à travers les passages sculptés par les fascias et définis par les méridiens. (Pour de plus amples détails, consultez le livre *Trigger Point Therapy for Myofascial Pain* – Finando and Finando – Rochester, Vt. : Healing Arts Press, 2005).

Cinquante-neuf canaux ont été définis, tous s'interconnectant les uns avec les autres au cours de leur trajet dans le corps. Les méridiens forment un ensemble complexe, mais que l'on peut néanmoins se représenter facilement. Visualisez un vaste système d'arrosage. S'il y a trop d'eau dans une partie du tuyau à cause d'un pincement à un certain endroit de sa longueur, il n'y en aura pas assez dans l'autre partie. Vous devez éliminer la cause de contraction afin que l'eau puisse circuler à nouveau dans tout le tuyau. Cette simple métaphore liée au système énergétique explique pourquoi nous traitons différentes parties du corps pour déclencher un changement quelque part dans le système.

La pratique des méthodes orientales de guérison implique la stimulation des points le long des passages de ces méridiens. Ces points accomplissent certaines fonctions et peuvent être stimulés selon cette fonction. On peut également les utiliser en s'appuyant sur leur localisation ; par exemple, un point situé sur l'estomac peut être travaillé pour traiter un trouble lié à la digestion.

Il est possible de travailler sur un seul point ou sur une association de plusieurs d'entre eux pour obtenir des résultats spécifiques. Les raisons de ces choix sont extrêmement variées et s'appuient souvent sur la somme des expériences qu'un nombre incalculable de praticiens ont accumulées au cours des siècles, depuis le début de l'acupuncture ; elles font l'objet d'innombrables volumes. Des médecins de toutes les époques continuent à développer leur propre condensé sur leurs points et associations de points particuliers, perpétuant ainsi une tradition de guérison vivante.

Un système de mesure ingénieux permet de localiser des points d'acupressure particuliers. Chaque partie du corps est divisée en un nombre spécifique de *tsun* ou « centimètres corporels ». Un *tsun* équivaut à la longueur de la seconde phalange du majeur (la partie centrale qui relie les trois petits os qui forment le majeur) ou à la largeur du pouce de la personne que l'on traite. Lorsque les quatre doigts de la main sont joints, leur largeur combinée équivaut à trois *tsun*.

Par exemple, 6 Rate se trouve à trois *tsun* au-dessus de l'os interne de la cheville. Au moment de traiter un patient, mesurez la largeur de ses quatre doigts réunis pour obtenir la mesure de trois *tsun*. Reportez cette largeur à l'intérieur de l'os de la cheville pour trouver le 6 Rate.

Les quatre doigts réunis d'un bébé peuvent égaler la largeur de l'un ou de deux de vos doigts. Gardez cela à l'esprit si vous traitez un bébé ou un petit enfant et cherchez à localiser des points. Ceci dit, le corps de ces petits êtres est si réceptif au traitement qu'en couvrant la région où est situé le point avec les doigts, votre toucher aura les effets désirés.

LES MÉRIDIENS OU CANAUX ORGANIQUES ET LEUR SPHÈRE D'INFLUENCE

Chaque méridien ou canal correspond à un organe spécifique sur lequel il agit et à travers lequel il passe. Il influe sur la fonction de l'organe et exerce aussi son emprise sur certaines caractéristiques qui, pour l'esprit occidental, ne semblent avoir aucun rapport avec l'organe en question. Par exemple, le méridien du Cœur est non seulement lié au fonctionnement du cœur, mais également à des fonctions du corps humain apparemment sans rapport, telles que la conscience, le sommeil et la mémoire. Chaque organe corporel est aussi apparenté à un organe des sens ; le cœur et le canal du Cœur sont par exemple liés à la langue. Étrange ? Peut-être. Cependant, lors du développement du fœtus dans la matrice de la mère, le cœur et la langue se forment à partir des mêmes tissus. On ne sait comment les anciens guérisseurs ont pu en venir à cette conclusion il y a des milliers d'années.

Les organes sont classés en deux catégories. Les organes yin, considérés comme les organes solides, fonctionnent sans cesse ; ce sont les poumons, la rate, le cœur, les reins, le foie et le péricarde. Les organes yang, ou organes creux, fonctionnent par intermittence ; ce sont le côlon, l'estomac, l'intestin grêle, la vessie, la vésicule biliaire et le triple réchauffeur.

Les organes yin produisent, transforment, régularisent et emmagasinent les substances fondamentales, tels que le qi, le sang et les fluides. Leurs fonctions sont directement liées au maintien de l'équilibre, ou homéostasie, des caractéristiques internes du corps. La vie serait impossible sans l'activité incessante de chacun de ces organes.

Les organes yang reçoivent, désagrègent et absorbent tous les aliments indispensables au corps ; ils transportent et évacuent toutes les portions inutiles. Ils travaillent par intermittence et non continuellement. Par exemple, l'estomac ne travaille pas lorsqu'il ne reçoit pas de nourriture.

Chaque organe yin est couplé à un organe yang. Le canal de l'un entrecoupe le passage et l'organe de l'autre. Leurs fonctions sont liées. Par exemple, le méridien Poumon yin majeur du bras et le méridien Côlon yang lumineux du bras sont apparentés. Ils sont tous deux impliqués fonctionnellement dans le métabolisme de l'eau. Un dysfonctionnement de l'un finira par affecter l'autre.

Trois canaux yin et trois canaux yang reposent de chaque côté de la partie supérieure du corps et du torse ; trois canaux yin et trois canaux yang reposent de chaque côté de la partie inférieure du corps et du torse, chaque côté reflétant l'autre. Tout comme les canaux organiques yin et yang, les canaux supérieurs et inférieurs vont de paires. Ainsi, par exemple, le méridien Poumon yin majeur du bras est relié et se connecte au méridien Rate yin majeur de la jambe.

Il est dit que le cycle incessant de flux énergétique dans le corps commence à la première inspiration du nouveau-né, avec le méridien Poumon yin majeur du bras. Il circule en un flux ordonné à travers chaque canal, pour finir au méridien Foie yin absolu de la jambe, qui revient ensuite au Poumon et recommence tout le processus. En suivant les passages des canaux, vous noterez qu'à l'endroit où se termine un canal commence le canal suivant le long de ce cycle. Ce cycle des marées s'accomplit sur une période de vingt-quatre heures. Il ne cesse que quand la vie s'éteint. L'ordre dans lequel sont indiqués les canaux et les points ci-dessous, reflète leur position relative dans ce cycle.

Les descriptions de chaque organe et canal vous aideront à vous faire une idée de leur emplacement à l'intérieur du corps et de l'étendue de leur influence. Chacun des passages des méridiens comprend des branches à la fois superficielles et internes. Les branches internes traversent les organes et autres structures telles que le diaphragme. Les branches superficielles s'étendent à la surface du corps. C'est sur ces dernières que vous trouverez les points d'acupressure. Une description de l'endroit précis où se situent les points les plus couramment utilisés est présentée dans l'appendice à la fin de ce livre. J'ai fait la distinction entre l'organe, le canal (le passage du mouvement énergétique) et l'énergie associée aux deux. Le nom du canal organique et l'énergie associée à ce méridien commencent par une majuscule (comme Poumon) ; quand la première lettre est en minuscule, il s'agit de l'organe lui-même (le poumon). J'espère que ces simples descriptions des méridiens et de leurs tissus et énergies correspondants vous aideront à comprendre pourquoi vous traitez les bras pour tonifier les poumons ou la raison pour laquelle vous traitez la jambe pour aider votre petit à venir à bout d'une diarrhée.

Poumon yin majeur du bras

Comme nous l'avons vu, le flux de qi du corps est censé commencer au méridien Poumon yin majeur du bras. Le poumon est considéré comme un « organe tendre », parce que c'est celui qui est le plus affecté par les substances ou les énergies négatives : pollution atmosphérique, climat ou températures froides et virus, entre autres. De tous les organes, les poumons sont les seuls à être en contact direct avec notre environnement, via les voies respiratoires. L'environnement interne (les alvéoles des poumons) se connecte à l'environnement externe (l'air inspiré) dans les poumons.

Les poumons contrôlent la respiration, le qi et l'air et jouent un rôle dans la circulation de l'eau à l'intérieur du corps. La surface du corps – la peau, les poils et les pores – est gouvernée par l'énergie du Poumon qui contrôle la transpiration et permet de détoxiquer le corps et de maintenir sa température. Le nez est l'organe sensoriel lié au Poumon.

Les maladies touchant la poitrine, la gorge, le nez et les poumons appartiennent toutes au domaine du Poumon.

Le méridien Poumon yin majeur du bras commence dans le réchauffeur médian (voir explication des réchauffeurs page 46), entre l'ombilic et le sternum. Il s'enfonce dans le torse et vient encercler le côlon transversal. Il monte ensuite par le diaphragme avant d'entrer dans le poumon. Il continue son chemin vers la gorge, puis traverse le haut de la poitrine pour arriver à la surface du corps au niveau du sillon delto-pectoral, l'endroit où le bras rejoint le torse. De là, il redescend sur le devant externe du bras, de l'avant-bras et du pouce pour se terminer à la naissance de son ongle.

On trouve neuf points sur le méridien Poumon.

Le méridien Poumon yin majeur du bras est couplé au méridien Côlon yang lumineux du bras.

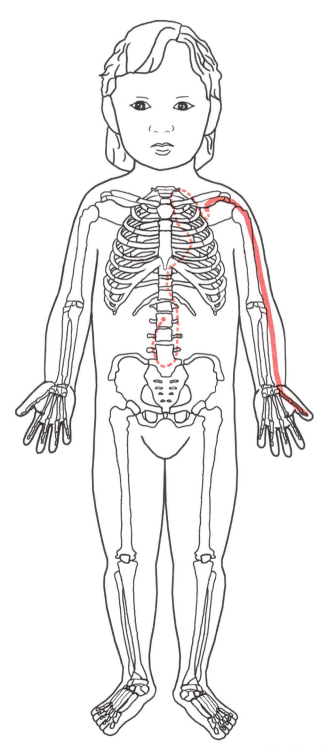

Méridien Poumon yin majeur du bras

Côlon yang lumineux du bras

La fonction du côlon est de récupérer l'eau des matières fécales que lui transmet l'intestin grêle. Comme les poumons, le côlon est impliqué dans le métabolisme de l'eau.

Le méridien Côlon yang lumineux du bras commence à la naissance de l'ongle de l'index, côté pouce. Il traverse l'index jusqu'au côté externe du poignet, passe à l'arrière de l'avant-bras et du bras. Il entre dans le torse à la pointe de l'épaule. Il traverse horizontalement le haut du dos et passe par l'épaule où il se divise. L'une des branches descend à l'intérieur du corps, traverse le poumon et le diaphragme pour arriver au côlon. De là, la branche continue le long de la jambe, sous le genou. L'autre branche demeure en surface, remonte dans le cou, traverse la joue et contourne la lèvre pour finir à l'endroit de l'évasement de la narine de l'autre côté du nez. De là, une branche pénètre profondément dans la gencive inférieure.

On trouve vingt points sur le méridien du Côlon.

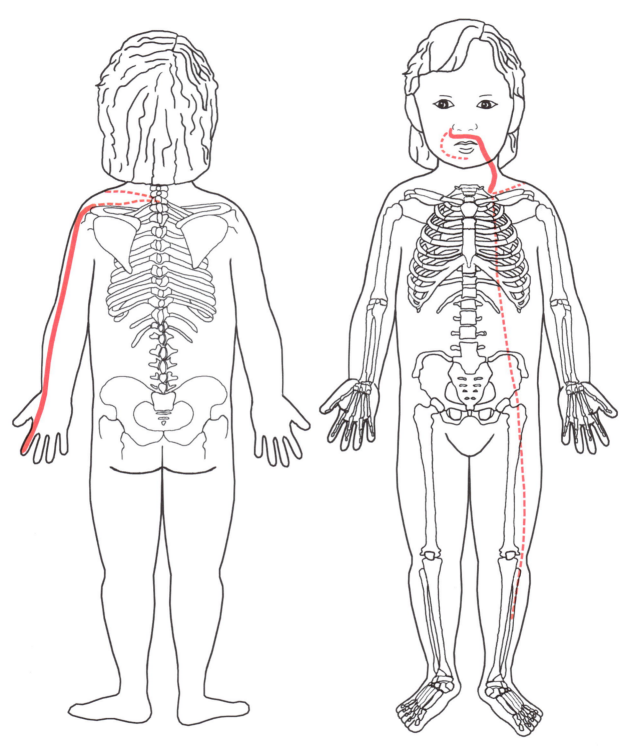

Méridien Côlon yang lumineux du bras vu de dos et de face

Estomac yang lumineux de la jambe

La fonction de l'estomac consiste à recevoir et à digérer les aliments avant de les envoyer dans l'intestin grêle pour un traitement supplémentaire.

Le méridien Estomac yang lumineux de la jambe commence à l'évasement de la narine, là où finit le méridien du Côlon. Il remonte sur le côté du nez avant d'émerger juste au-dessous de l'œil. Il redescend sur la joue, contourne la bouche et traverse la mâchoire. L'une de ses branches remonte à l'angle de la mâchoire, puis jusqu'à la naissance des cheveux. L'autre descend au sommet de la clavicule, qu'elle traverse jusqu'au dos avant de redescendre dans le torse. Elle poursuit son chemin par le diaphragme, l'estomac, la rate et le gros intestin, pour aboutir à l'extrémité de l'os pubien. Une branche superficielle, suivant parallèlement la branche interne, descend du haut de la poitrine jusque dans le bas de l'abdomen. Les deux branches se rejoignent à l'os pubien avant de s'infléchir vers la partie externe de l'avant de la cuisse. Le méridien descend alors la cuisse et la jambe, passe sur le dessus du pied et se culmine au second orteil.

On trouve quarante-cinq points sur le méridien de l'Estomac.

Estomac yang lumineux de la jambe est couplé à Rate yin majeur de la jambe.

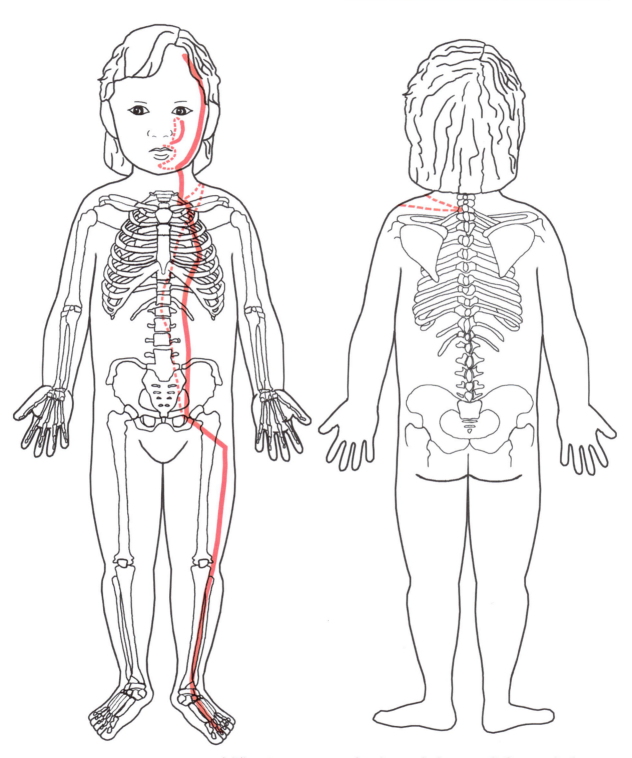

Méridien Estomac yang lumineux du bras vu de face et de dos

INTRODUCTION
À LA THÉORIE DES MÉRIDIENS

Rate yin majeur de la jambe

Le méridien Rate yin majeur de la jambe est le contrôleur de la fonction digestive ; il régule et équilibre le processus digestif. Ensemble, la rate et l'estomac constituent le réchauffeur médian, où a lieu la digestion. La rate produit le sang, le retient dans les vaisseaux et est responsable du maintien des organes à leur place. Elle dirige les muscles et les membres. L'organe sensoriel associé à la Rate est la bouche.

Certains malaises ou perturbations digestives, quelques troubles menstruels et des problèmes associés à la fatigue et à la faiblesse musculaires appartiennent au domaine de la Rate.

Le méridien Rate yin majeur de la jambe commence à la naissance de l'ongle de l'orteil, côté interne. Il remonte le long de l'orteil et s'arque avant de traverser la cheville devant l'os. Il monte à l'intérieur de la jambe et de la cuisse jusqu'au torse. Le canal entre dans le torse dans les organes de la rate et de l'estomac, passe à travers le diaphragme et se disperse dans le cœur. Une branche remonte la surface du torse de la cuisse jusqu'au haut de la poitrine pour se terminer sur le côté du corps. De la poitrine, une profonde branche monte se connecter avec la langue.

On trouve vingt et un points sur le méridien de la Rate.

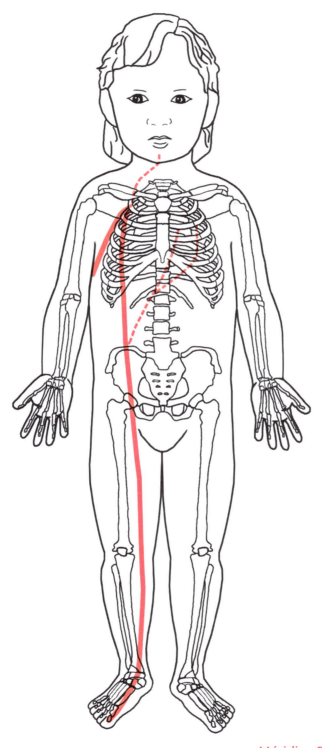

Méridien Rate yin majeur de la jambe

Introduction
à la théorie des méridiens

Méridien Cœur yin mineur du bras

Le méridien Cœur yin mineur du bras gouverne le sang. Il gère les vaisseaux sanguins et a la responsabilité fondamentale de la circulation du sang dans les vaisseaux. On dit qu'il « héberge l'esprit », ce qui signifie que l'activité mentale et émotionnelle, la pensée, la mémoire, le sommeil et la conscience sont gouvernés par le Cœur. La langue est l'organe sensoriel associé au Cœur.

Douleur et plénitude dans le haut de la poitrine et les côtes, troubles mentaux, irritabilité, manque de souffle, mal de tête et vertiges font partie des dysfonctionnements rattachés au domaine du Cœur.

Le méridien Cœur yin mineur du bras part du cœur. De là, il se sépare en trois branches. L'une descend à travers le diaphragme pour se connecter à l'intestin grêle. Une autre monte au visage où elle rejoint les tissus entourant les yeux. La troisième traverse les poumons et émerge sous l'aisselle. De là, elle descend le long de la partie interne du devant du bras, de l'avant-bras, du poignet et de la paume de la main, jusqu'à l'auriculaire où elle se termine à la naissance de l'ongle, côté interne.

On trouve neuf points sur le méridien du Cœur.

Cœur yin mineur du bras est couplé avec Intestin grêle yang majeur du bras.

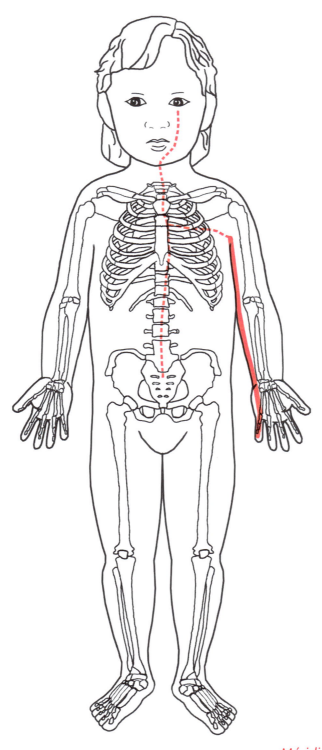

Méridien Cœur yin mineur du bras

Méridien Intestin grêle yang majeur du bras

L'intestin grêle sépare les nutriments essentiels des déchets. Il apporte les nutriments dans le système sanguin et les déchets dans le gros intestin pour l'élimination.

Le méridien Intestin grêle yang majeur du bras part du côté externe de la naissance de l'ongle de l'auriculaire. Il remonte le long du bord arrière de ce doigt, dans la main et l'avant-bras, côté interne, jusqu'en haut du dos, à l'articulation de l'épaule. Il passe au centre de l'omoplate, puis au sommet de l'épaule. Il remonte à l'intérieur de la base du cou. Il passe par le cœur et traverse le diaphragme avant d'entrer dans l'estomac et l'intestin grêle. La branche interne descend le long de la jambe, en son milieu, côté externe. Du sommet de l'épaule, une branche superficielle remonte du cou à la joue, jusqu'au bord externe de l'œil, pour finir devant l'oreille.

On trouve vingt-et-un points sur le méridien Intestin grêle.

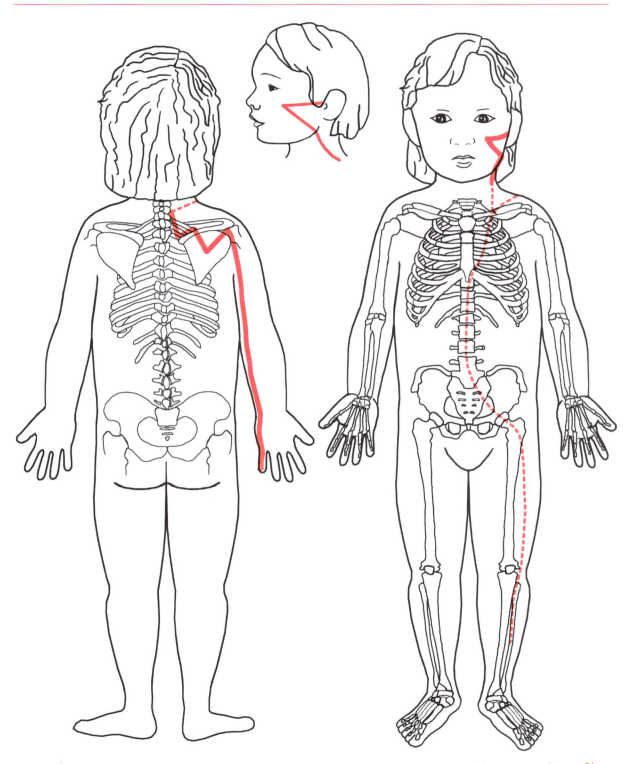

Méridien Intestin grêle yang majeur du bras vu de dos et de face, avec tête et cou de profil

INTRODUCTION
À LA THÉORIE DES MÉRIDIENS

Méridien Vessie yang majeur de la jambe

La vessie est responsable du stockage de l'urine avant son évacuation.

Le méridien Vessie yang majeur de la jambe part du coin interne de l'œil. Il remonte vers le front jusqu'au sommet de la tête pour redescendre à la base du crâne, où il se sépare en deux branches superficielles parallèles qui descendent le long de la colonne vertébrale. Lorsque la branche interne atteint le bas du dos, elle se dirige dans le torse, d'abord vers les reins, puis vers la vessie. De là, elle passe sur la fesse, à l'arrière de la cuisse pour finir à l'arrière du genou. La branche externe descend le long de la colonne vertébrale jusqu'à la fesse. Elle se connecte à la branche interne derrière le genou, descend le long du mollet, contourne l'os externe de la cheville et suit la tranche du pied pour aboutir à la naissance de l'ongle du petit orteil, côté externe.

On trouve soixante-sept points sur le méridien Vessie.

Les points de la Vessie situés le long de la colonne vertébrale ont une importance clinique spécifique. On considère qu'ils sont particulièrement utiles dans le traitement de maladies chroniques touchant les systèmes cardiaque, respiratoire, gastro-intestinal, reproducteur et urinaire.

Le méridien Vessie yang majeur de la jambe est couplé avec le méridien Rein yin mineur de la jambe.

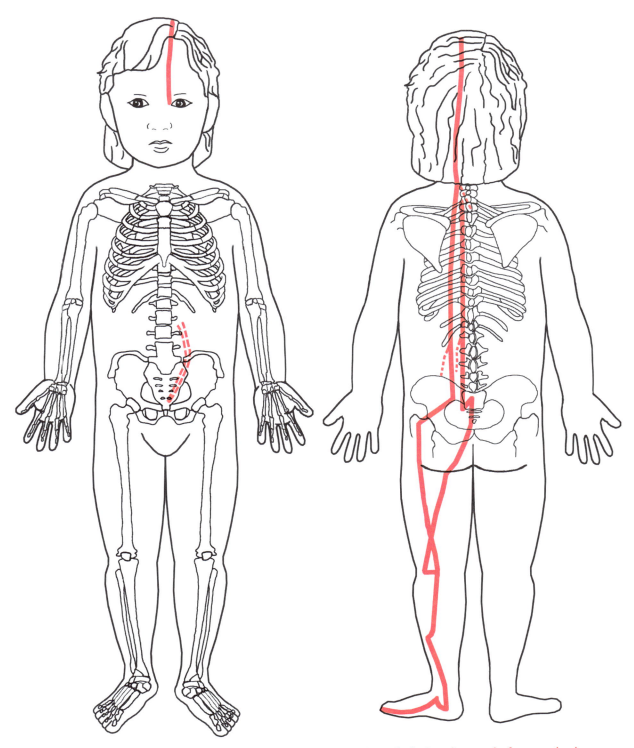

Méridien Vessie yang majeur de la jambe vu de face et de dos

Introduction à la théorie des méridiens

Méridien Rein yin mineur de la jambe

Le méridien Rein yin mineur de la jambe est censé contenir et stocker des substances essentielles, dont le qi transmis par les parents. Le rein contient le qi qui représente la force agissante pour la croissance, la maturité et la reproduction. Il est dit que la solidité des os, la nature et la qualité du sang et de la moelle dépendent de l'état du Rein. Dans son action de purification et de filtrage, le rein régente le métabolisme de l'eau. L'oreille est l'organe sensoriel relatif au Rein.

Les troubles génito-urinaires, menstruels et reproducteurs, les problèmes digestifs, les douleurs abdominales, les maux de poitrine, les troubles respiratoires et les vertiges figurent parmi les divers états appartenant au domaine du Rein.

Le méridien Rein yin mineur de la jambe commence, en tant que branche interne, au petit orteil. Il traverse le creux de la plante avant du pied, facilement repérable lorsque vous pointez les orteils ; son trajet se poursuit ensuite en superficie. Il passe par l'os interne de la cheville et monte à l'intérieur de la jambe, du genou, de la cuisse jusqu'à la base de la colonne vertébrale. Il traverse le bas de la colonne avant d'entrer dans les reins. Là, il se sépare en deux branches. La première passe par le foie et le diaphragme, entre dans les poumons, traverse la gorge et se termine à la racine de la langue ; au niveau des poumons, elle se partage à nouveau, se connecte au cœur et se disperse dans la poitrine. La seconde branche partant des reins descend et entre dans la vessie. De là, le méridien émerge sur la partie inférieure de l'abdomen et remonte sur le devant du torse le long de sa ligne médiane. Il se termine à côté du sternum, sous les clavicules.

On trouve vingt-sept points sur le méridien Rein.

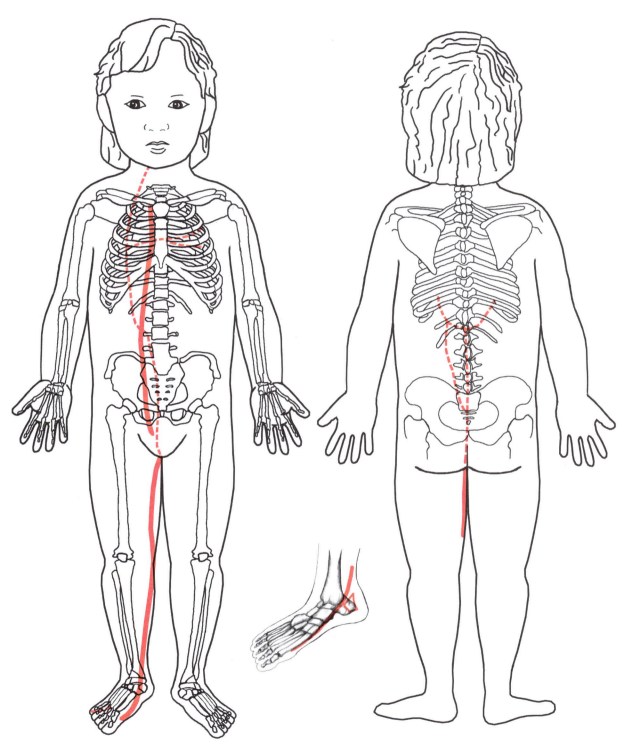

Le méridien Rein yin mineur de la jambe vu de face, de dos, avec le pied, face interne

Méridien Péricarde yin absolu du bras

Le méridien Péricarde yin absolu du bras est considéré comme une enveloppe ou une protection externe du cœur et est donc relié au Cœur. La sphère d'influence du Péricarde est la même que celle du Cœur : il gouverne le sang et l'esprit. Les états mentaux et émotionnels sont censés appartenir au domaine du Péricarde.

Le méridien Péricarde yin absolu du bras commence dans la poitrine. Une branche interne descend par le diaphragme, puis se connecte au triple réchauffeur (supérieur, médian et inférieur). Une branche superficielle émerge sur la poitrine à quelques centimètres sous les aisselles. Elle monte ensuite jusqu'à celles-ci avant de parcourir en son milieu le devant du bras, de l'avant-bras, de la paume et du majeur, où il se termine à la naissance de l'ongle.

On trouve neuf points sur le méridien Péricarde.

Le méridien Péricarde yin absolu du bras est couplé avec le Triple Réchauffeur yang mineur du bras.

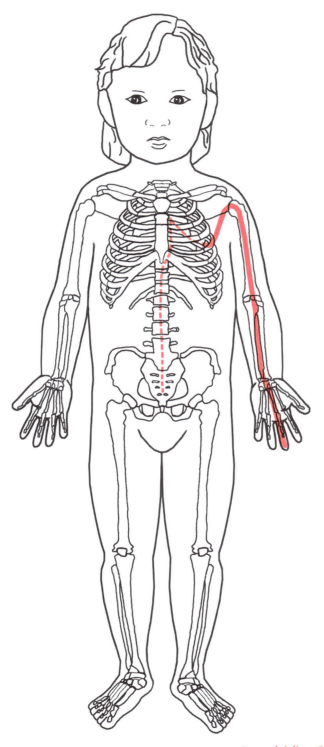

Le méridien Péricarde yin absolu du bras

Méridien Triple Réchauffeur yang mineur du bras

Le méridien Triple Réchauffeur yang mineur du bras est considéré comme le représentant des fonctions de digestion, d'assimilation et d'élimination. La pensée traditionnelle chinoise tient trois « réchauffeurs » responsables de ces fonctions. Le réchauffeur supérieur se compose du cœur et des poumons. Le réchauffeur médian comprend l'estomac et la rate. Le réchauffeur inférieur englobe les reins, la vessie et les intestins. C'est le réchauffeur médian qui reçoit les substances (aliments et boissons) et les broie afin que le réchauffeur supérieur puisse disperser son qi à travers tout le corps et que le réchauffeur inférieur puisse évacuer ses déchets.

Le méridien Triple Réchauffeur yang mineur du bras part de la naissance de l'ongle de l'annulaire. Il remonte le dos de la main, l'avant-bras et le bras jusqu'à l'épaule et le haut du dos. De là, une branche interne se dirige vers le centre de la poitrine. Une partie de cette branche se connecte au péricarde avant de traverser le diaphragme jusqu'à l'abdomen, où elle rencontre les réchauffeurs supérieur, médian et inférieur. Une autre branche traverse le haut de l'épaule jusqu'au cou. Elle contourne l'oreille et passe par la tempe jusqu'au sourcil.

On trouve vingt-trois points sur le méridien Triple Réchauffeur.

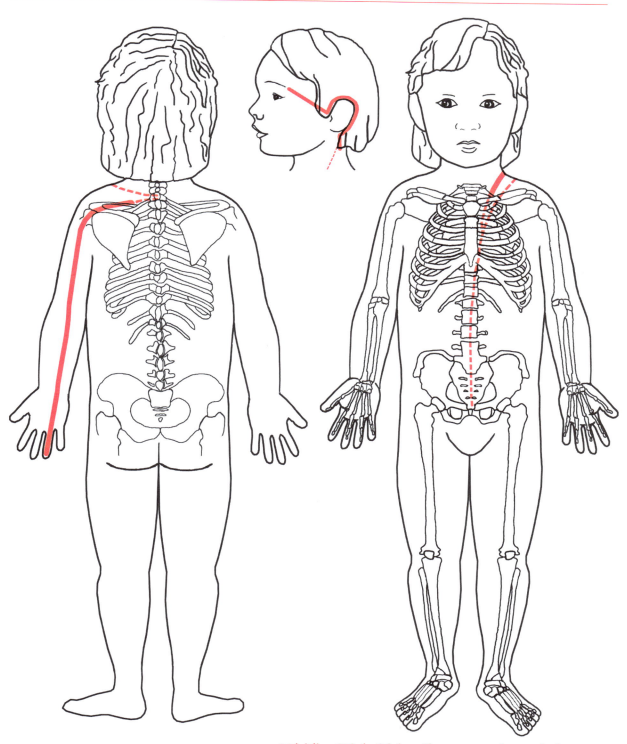

Méridien Triple Réchauffeur yang mineur du bras vu de dos et de face, avec la tête et le cou vus de profil

Introduction à la théorie des méridiens

Méridien Vésicule biliaire yang mineur de la jambe

La vésicule biliaire stocke et secrète la bile.

Le méridien Vésicule biliaire yang mineur de la jambe part du coin externe de l'œil. Il traverse la tempe et vient contourner l'oreille. Il traverse plusieurs fois la tête avant de descendre sur le haut de l'épaule. Une branche interne passe par la joue avant d'entrer dans le torse, descend par le diaphragme et se connecte au foie et à la vésicule biliaire. Elle continue à descendre dans la partie inférieure du torse, encercle les parties génitales puis émerge à la hanche. Une branche superficielle part du haut de l'épaule vers le côté externe de la poitrine, passe par la cage thoracique, puis par la hanche, où elle rejoint la branche interne. Elle continue à descendre le long des parties externes de la cuisse, du genou, de la jambe et de la cheville. Elle traverse le dessus du pied entre le quatrième et le cinquième orteil, pour finir à la naissance de l'ongle du quatrième orteil.

On trouve quarante-quatre points sur le méridien de la Vésicule biliaire.

Le méridien Vésicule biliaire yang mineur de la jambe est couplé avec le méridien Foie yin absolu de la jambe.

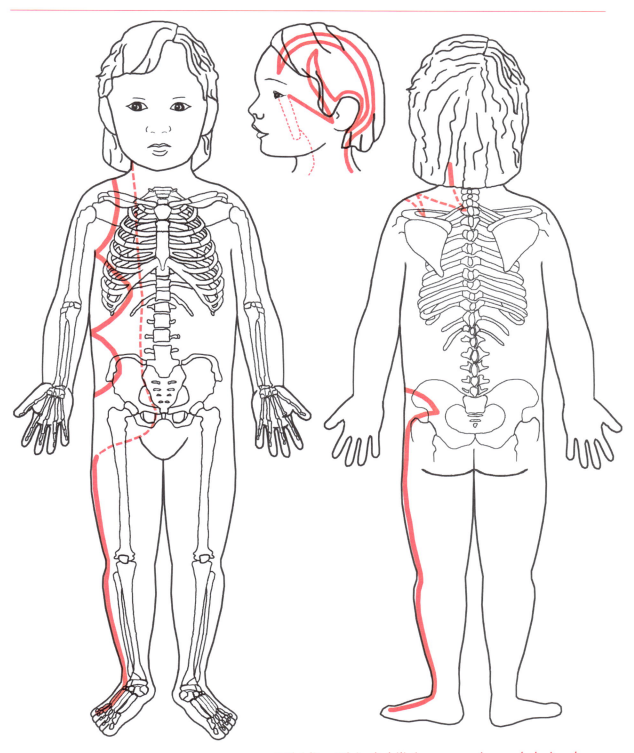

*Méridien Vésicule biliaire yang mineur de la jambe
vu de face et de dos, avec tête et cou de profil*

INTRODUCTION
À LA THÉORIE DES MÉRIDIENS

Méridien Foie yin absolu de la jambe

Le méridien Foie yin absolu de la jambe est responsable de plusieurs fonctions importantes. La première concerne la circulation régulière du qi à travers le corps. Les émotions y jouent un rôle important. Il existe une relation entre la gêne ou la contraction de l'énergie Foie et la tension émotionnelle caractérisée par la colère, la frustration, la rage et la dépression. Si vous considérez la manière dont le corps se ferme lors de moments de grandes charges émotionnelles, vous commencerez à comprendre à quel point le flux du qi est perturbé ; tout s'affaiblit – muscles, digestion, circulation. Le fonctionnement correct du foie est important pour la digestion et la libre circulation de la bile. Le foie régule le volume du flux du sang. Il contrôle les tendons et affecte la capacité de bouger et de participer à toute activité physique. L'organe sensoriel associé au Foie est l'œil.

Les dysfonctionnements et maladies gynécologiques, les troubles menstruels et digestifs, les spasmes et crampes musculaires appartiennent au domaine du Foie.

Le méridien Foie yin absolu de la jambe part de la naissance de l'ongle du gros orteil. Il traverse le dessus du pied entre le gros et le second orteil, passe par la cheville et monte par la partie interne de la jambe et de la cuisse jusqu'à l'aine. Il encercle les organes génitaux avant d'entrer dans la partie inférieure du ventre. Il monte à l'intérieur et pénètre dans le foie et la vésicule biliaire. Il remonte vers le diaphragme jusqu'aux poumons, puis à l'arrière de la gorge pour venir se connecter aux tissus qui entourent l'œil. Il continue vers le front jusqu'au sommet de la tête. Une branche superficielle part du bas de l'abdomen jusqu'en haut des côtes avant de finir à la cage thoracique.

On trouve quatorze points sur le méridien Foie.

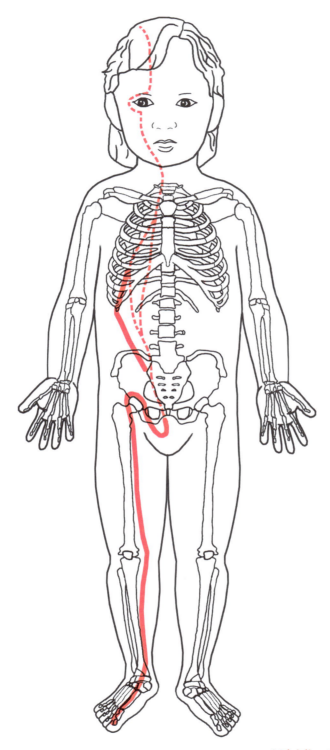

Méridien Foie yin absolu de la jambe

LES VAISSEAUX EXTRAORDINAIRES : VAISSEAU CONCEPTION ET VAISSEAU GOUVERNEUR

À cause de leur signification et de leur utilisation, et bien qu'ils ne soient pas des méridiens, il est important de mentionner ces deux vaisseaux extraordinaires.

Vaisseau Conception

Le Vaisseau Conception représente la mer des méridiens yin. On considère qu'il a un effet régulateur sur tous les canaux yin.

Le Vaisseau Conception traverse l'avant du corps en son milieu. Il part de la partie inférieure de l'abdomen et émerge dans le périnée. Il monte sur le devant du corps et de la gorge. Son parcours superficiel se termine sous les lèvres. Dans son parcours intérieur, il tourne autour de la bouche et aboutit sous les yeux.

On trouve vingt-quatre points sur le Vaisseau Conception.

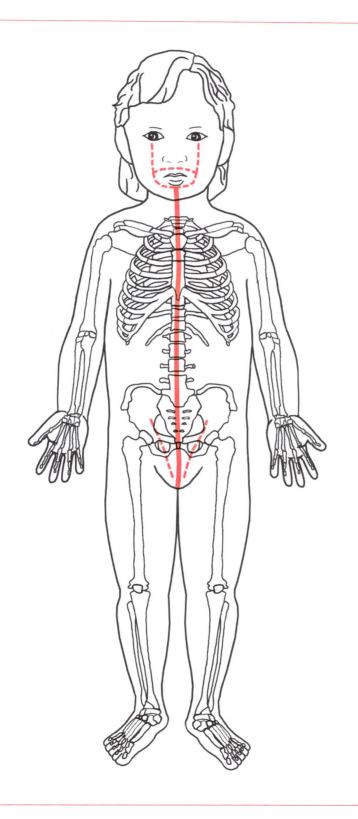

Vaisseau Conception

Vaisseau Gouverneur

Le Vaisseau Gouverneur est la mer des méridiens yang. On considère qu'il a un effet régulateur sur tous les canaux yang.

Le Vaisseau Gouverneur suit quatre parcours. Son parcours superficiel commence dans le bas de l'abdomen. Il émerge dans le périnée, puis remonte dans le dos et le cou. Il atteint le sommet de la tête et redescend dans le front pour aboutir juste sous le nez.

On trouve vingt-huit points sur le Vaisseau Gouverneur.

Généralement, les descriptions ne mentionnent que quatorze canaux sur les cinquante-neuf qui composent le système. Avec un peu de chance, ces descriptions vous donnent un aperçu de la manière dont chaque parcours entrecoupe deux ou plusieurs organes corporels. Ce qui manque est le vaste nombre d'intersections qui existent sur chacun de ces trajets.

Pensez à ces relations et interconnections lorsque vous touchez votre enfant. Pensez à ce que vous voulez accomplir avec le traitement que vous lui donnez. Écoutez ce qui se passe sous vos mains. Vous pourrez sentir des zones de chaleur, de froid, de plénitude ou de vide. Travaillez dessus et autour et voyez ce qui arrive. Les résultats pourront vous surprendre et vous réjouir. Vous rencontrerez peut-être le miracle du corps qui s'auto-guérit.

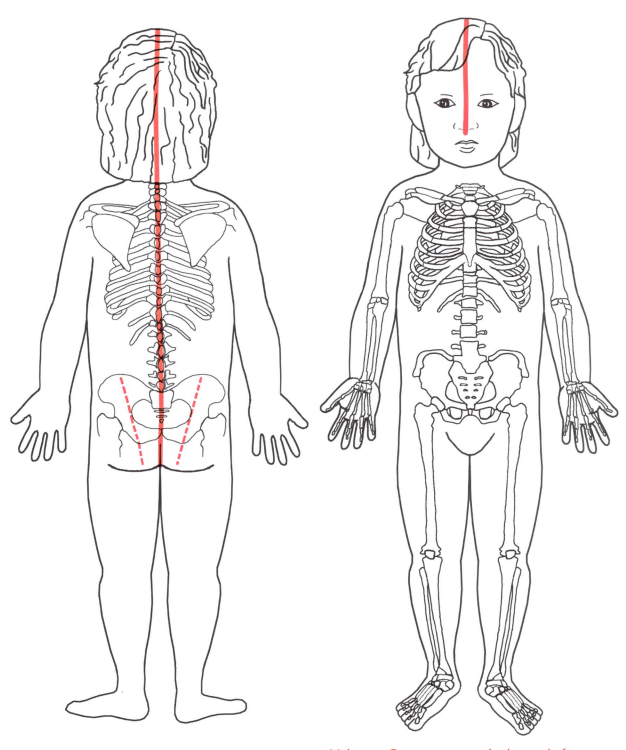

Vaisseau Gouverneur vu de dos et de face

SECONDE PARTIE

Les traitements

La santé et sa préservation

QU'EST-CE QUE C'EST ?

Vous reconnaissez un enfant sain dès le premier coup d'œil. C'est un bambin normal, plein d'énergie, heureux, espiègle qui profite de la vie. Vous pouvez voir étinceler ses yeux clairs. Sa grande énergie l'amène à bouger continuellement. Il a une bonne digestion : les aliments sont aisément ingérés, puis expulsés avec tout autant de facilité. Il dort bien et se réveille prêt à commencer la journée. Lorsqu'il court et joue, il n'y a aucune trace de gêne respiratoire – son nez ne coule pas et n'est pas congestionné, il ne tousse pas et n'est jamais hors d'haleine. Sa peau est claire et son teint radieux. Rien n'est douloureux. Il ne se plaint pas. Et tout ce que vous souhaitez, c'est que cela dure !

QUELLES EN SONT LES CAUSES ?

Une bonne alimentation, des exercices raisonnables et un repos suffisant.

QUE FAIRE ?

Nous devons être vigilants de nos jours. Les problèmes environnementaux et sociaux sont bien présents – c'est malheureusement une réalité – et peuvent entraver nos efforts pour rester en bonne santé.

Des années auparavant, vous pouviez sortir boire l'eau du ruisseau local et manger les légumes que vous aviez cultivés dans votre jardin ; vous saviez qu'ils étaient sains ; l'eau était pure, les légumes frais. Mais le monde dans lequel nous vivons aujourd'hui a changé. Des résidus de plastique, de cosmétiques, de pesticides, d'insecticides, d'hormones artificielles, de produits pharmaceutiques, de désinfectants et autres matériaux artificiels peuvent être contenus dans les réserves d'eau, l'air que l'on respire et les terres qui entourent nos maisons. On trouve des contaminants chimiques dans les produits que nous utilisons dans nos maisons, sur notre corps et dans les matériaux qui ont servi à construire nos maisons. Nous sommes continuellement exposés à ces substances de très mauvaise qualité. Non seulement on en détecte sur le sol sur lequel nous vivons, mais ils circulent également dans notre corps. Bien que certaines se soient révélées toxiques, nous ne sommes que très peu informés de leurs effets à long terme sur notre santé. Je pense qu'il est sage de vous en éloigner le plus possible.

Vous pouvez essayer de vous exposer le moins possible aux *contaminants chimiques* à l'intérieur et autour de votre maison de la manière suivante :

- Rangez les solvants hors d'atteinte des enfants : peintures, colles synthétiques, décapants pour meubles, essence, parfums, vernis à ongle et dissolvants. Si vous devez utiliser ces produits, assurez-vous de bien aérer la pièce dans laquelle vous le faites.
- Faites sortir vos enfants de la maison ou du jardin lorsque vous vaporisez insecticides, pesticides ou fertilisants.
- Veillez à bien lire les étiquettes sur les produits de nettoyage et suivez les indications pour une bonne utilisation.
- Faites prendre l'air aux vêtements qui reviennent de la teinturerie avant de les rapporter chez vous et sortez-les de leur plastique une fois chez vous.
- Évitez d'utiliser des sachets ou des boîtes en plastique pour conserver les aliments et l'eau, pour chauffer la nourriture au micro-ondes ou pour stocker des aliments chauds.
- Limitez l'usage de bouteilles d'eau en plastique. Un système de filtrage, d'osmose inversée ou une carafe filtrante suffira à purifier votre eau et à limiter l'exposition aux contaminants éliminés par le plastique des bouteilles.
- Évitez d'utiliser les biberons ou les tasses en plastique clair pour bébés qui sont fabriqués à partir de polyéthylène de carbone.
- Changez tout vieux récipient ou bouteille de plastique rayé.
- Évitez les ustensiles anti-adhérents. S'ils commencent à se rayer, remplacez-les.

Renseignez-vous sur la question de contaminants ménagers, c'est un problème récurrent. Nous pouvons tenter de réduire notre exposition, mais nous ne l'éliminerons pas de notre vie. Rien ne sert de devenir fou ou fanatique à ce sujet ; soyez-y attentif et cela vous rendra plus prudents vis-à-vis de vous-même et de votre famille.

> **Avons-nous vraiment besoin de nettoyants antibactériens ?**
>
> Depuis la dernière décennie, il devient de plus en plus évident que l'utilisation excessive d'antibiotiques, chez les humains comme chez les animaux de consommation, a conduit au développement de bactéries de plus en plus puissantes, maintenant devenues résistantes aux antibiotiques à notre disposition. Certaines résistent même aux plus puissants de ceux que l'on a pu découvrir jusqu'ici.
>
> L'utilisation de savons antimicrobiens (appelés antibactériens) et de produits de nettoyage pour la maison, particulièrement s'ils contiennent du triclosan (un agent antifongique et antibactérien à large spectre), a exacerbé ce problème. Regardez dans votre cuisine et votre salle de bain. En avez-vous ? Vous n'en avez vraiment pas besoin.
>
> Les marchés regorgent de produits fabriqués à partir de substances naturelles. Une solution d'eau additionnée de vinaigre fera l'affaire pour nettoyer parfaitement la cuisine ou la salle de bain. Le bicarbonate de soude est un grand détergent abrasif. Une solution d'eau de javel diluée peut aussi être une solution relativement bénigne. Essayez ces produits. Ils sont efficaces et ne participeront pas au développement d'organismes résistants aux antibiotiques.

La question sociale est probablement un peu plus facile à gérer. C'est l'un des problèmes sur lequel nous avons un contrôle bien plus grand que nous le pensons. L'obésité et le diabète sont en passe de devenir très rapidement des problèmes chroniques et de plus en plus courants dans l'enfance. La situation frôle des proportions épidémiques. Les enfants sont en excès de poids engendré par leurs mauvaises habitudes alimentaires et le manque d'exercice. On diagnostique de plus en plus de mauvais cholestérol et de tension élevée ; si un enfant est obèse, le risque qu'il développe un diabète et/ou des problèmes cardiovasculaires sera plus grand à l'âge adulte. Vous pouvez aider vos enfants en surveillant ce qu'ils mangent et ce qu'ils font. Leur enseigner les bases d'une alimentation saine et la nécessité de faire régulièrement de l'exercice s'avère une bonne solution pour préserver leur santé au cours de l'enfance et à l'âge adulte.

Les aliments que nous ingérons sont d'une extrême importance pour nous ; littéralement, ce sont les composants de notre nourriture qui fabriquent ceux de notre corps. Pensez à ceci : mon corps est formé de la même matière que cette Terre, par le biais d'une force beaucoup plus grande que moi. Ainsi comment devrais-je nourrir mon corps ? Avec des aliments fabriqués industriellement par l'homme ou avec les substances que nous procure naturellement notre Terre Mère ?

Personnellement, ma préférence va aux aliments tels que la nature les a conçus. Je pense que si vous ne pouvez prononcer le nom d'un ingrédient, vous feriez bien d'y regarder à deux fois avant de le manger et y penser doublement avant de le donner à votre enfant, dont le corps grandit et se développe. Choisissez des aliments complets et naturels ; les aliments biologiques ne sont pas cultivés avec des engrais chimiques, des antibiotiques, des fertilisants ou des accélérateurs de croissance ; ils ne sont ni altérés ni transformés par quelque moyen que ce soit. Ils sont plus disponibles de nos jours. Essayez de les inclure dans votre nourriture dans la limite de vos possibilités.

- Nourrissez vos enfants (et vous-même) avec une alimentation variée et bien équilibrée.
- Des protéines complètes, telles la viande maigre de bœuf et de porc, de la volaille, du poisson, des œufs et des produits laitiers à faible teneur en graisse participent au développement des tissus. Manger de la viande maigre permet de maintenir votre consommation de graisse animale au plus bas niveau. Ceci limitera la quantité de graisses insaturées contribuant à l'obésité et aux troubles cardiaques et de résidus d'antibiotiques et d'hormones qui s'y déposent. Des viandes bio comme la volaille, les œufs et les produits laitiers sont non seulement issus d'animaux élevés avec humanité, mais ne contiennent ni antibiotiques ni hormones. C'est un bon choix à faire chaque fois que c'est possible.
- Fèves, soja, mélange d'amandes et de graines complètes sont d'excellentes sources végétales de protéine et les composants bénéfiques d'une alimentation saine.
- Choisissez des fruits et des légumes bio de saison, cultivés localement. Évitez ceux qui poussent hors du pays. N'oubliez pas que les aliments importés de pays étrangers ne suivent pas toujours les mêmes règles liées aux pesticides que celles en place en Europe. Pour éviter de s'exposer à ces pesticides et à leurs résidus, il vous faudra écarter les fruits et les légumes hors saison. Sachant que les cantaloups, les melons d'Antibes et les pastèques ne sont pas cultivés en janvier dans notre pays, je n'en achète pas lorsque j'en vois sur les étagères de l'épicier.
- Introduisez des graines et des produits céréaliers complets dans votre alimentation : blé, avoine, riz brun, orge, quinoa. Les produits fabriqués à partir d'ingrédients bio et qui ne contiennent ni additifs ni conservateurs chimiques sont à privilégier.

- Si vous désirez manger des sucreries, consommez-en en quantité modérée ; privilégiez le sucre brut ou de canne, le sirop d'érable ou le miel pour sucrer les aliments plutôt que du sucre artificiel ou des denrées ou boissons qui en contiennent.
- Limitez votre consommation d'hydrates de carbone, de farine blanche et de produits à base de sucre blanc. Certaines denrées ne devraient être qu'occasionnelles : gâteaux, pâtisseries, bonbons, glaces, boissons sucrées telles que le thé glacé, les sodas et les cocktails. La plupart de ces aliments contiennent beaucoup de calories et peu de valeur nutritive. Ils remplissent l'estomac, mais ne procurent aucune valeur substantive au corps. Les boissons sucrées font particulièrement illusion : la canette ordinaire de trente-trois centilitres de soda contient une dizaine de cuillères à café de sucre.
- Essayez de limiter la consommation de fast-foods, d'aliments frits et de plats vite préparés. Vu sa qualité nutritionnelle douteuse, sa haute teneur en sel et en graisses saturées, il serait bon pour vous et vos enfants que ce genre d'alimentation reste exceptionnel et ne devienne pas une habitude hebdomadaire.
- Évitez les aliments en barquettes ou les plats tout préparés qui contiennent des conservateurs et des additifs industriels. Il est très important de lire les étiquettes. Si vous ne pouvez pas prononcer le nom d'un ingrédient, c'est probablement un additif artificiel.
- Encouragez vos enfants à boire de l'eau pure et des jus de fruits dilués. Les bébés et les jeunes enfants devraient se limiter à 100 ou 150 millilitres de jus de fruits par jour. Ceux-ci contiennent en général beaucoup de sucre. Si les enfants se gavent de jus, il arrive souvent qu'ils n'aient plus de place pour d'autres aliments nutritionnels.
- À mon avis, la consommation d'eau pure devient de plus en plus importante. Il y a quelques années, ont été mis au jour des résidus hormonaux dérivés d'excréments de bétail et des traces de médicaments prescrits pour les humains dans les canalisations. Nous ne savons vraiment pas grand-chose sur la pureté de nos réserves d'eau. Mieux vaut faire attention maintenant plutôt que le regretter plus tard.

Il est également important d'enseigner à vos enfants les bonnes habitudes alimentaires – pas seulement ce qu'ils mangent, mais comment et quand manger. Il est dit que le repas le plus important de la journée est le petit-déjeuner. S'il est riche en céréales complètes et en protéines, il vous procurera le combustible nécessaire pour maintenir assez d'énergie pour penser et fonctionner clairement durant toute la matinée. Les céréales sucrées et les pâtisseries déclenchent un sursaut d'énergie qui retombe rapidement et laisse place à la fatigue, en conséquence des variations du taux de sucre dans le sang.

Encouragez vos enfants à prendre leurs repas ou leur goûter assis à table plutôt que devant la télévision, seuls dans leur chambre, en courant autour de la pièce ou en se précipitant dehors.

Mangez ensemble et partagez le plaisir d'une bonne nourriture avec vos enfants. Des repas sains, le fait d'être réunis, de discuter de la journée et de partager les expériences peuvent devenir des moments agréables et resserrer les liens familiaux.

Si vous proposez des aliments variés à vos enfants, ils expérimenteront le plaisir d'une nourriture raffinée très tôt dans leur vie. Si vous leur apprenez à bien s'alimenter le plus tôt possible, ils mangeront bien durant toute leur vie. (En dépit des déviations qui surviendront de toute évidence à l'adolescence. Qu'il en soit ainsi, ils en reviendront !)

Ces conseils pour une alimentation saine peuvent paraître décourageants. Pourtant, ce n'est vraiment pas le cas. Si vous avez déjà entrepris de modifier votre alimentation et celle de vos enfants, c'est bien, continuez. Si vous venez juste de commencer, suivez-les un par un afin de ne pas vous laisser submerger. Commencez par augmenter leur consommation de fruits et de légumes et par limiter les hydrates de carbone raffinés (sucre blanc et farine blanche). Au fil du temps, changez petit à petit vos habitudes en faisant vos courses. Lisez les étiquettes. Soyez patient. Si vous persévérez, vous observerez un changement dans l'état de santé de votre famille.

L'exercice joue un rôle important dans le maintien de la bonne santé. C'est bon pour le corps et c'est bon pour l'esprit. Certains d'entre nous, dont nos enfants, passent trop de temps à travailler, à jouer sur l'ordinateur, à regarder la télévision et à jouer aux jeux vidéo. C'est déjà assez dur d'être un adulte au style de vie sédentaire. Les enfants ont tant d'énergie qu'ils ont besoin de la dépenser. Ils ne restent jamais longtemps assis. Pouvez-vous imaginer un enfant qui ne peut pas courir dans la journée à cause des exigences imposées par l'école ? Ce n'est pas si rare ! Que font-ils de toute cette énergie refoulée ? Encouragez vos enfants à aller dehors et à bouger – randonnée, marche, bicyclette, danse, jeux de ballon. Accompagnez-les.

Quand ils verront que vous faites de l'exercice et prenez soin de votre santé, ils suivront.

Le sommeil joue un rôle important pour entretenir un corps sain et un esprit vif. Veillez à ce que vos enfants aient assez de repos et de sommeil. La plupart d'entre eux ont besoin de dix heures par nuit. Incitez-les à aller se coucher à une heure qui leur permettra un repos suffisant, conforme à leur besoin. Le rituel du coucher est un moment de contact qui peut commencer dès l'enfance. Lire ensemble, parler, chanter, faire des câlins et des bisous procure un sentiment de connexion paisible, bénéfique pour votre enfant comme pour vous. Si votre enfant n'est pas disposé à aller se coucher, accordez-lui un moment de détente, lisez ou écoutez de la musique ensemble. À mon avis, télévision et jeux vidéo ne sont pas recommandés avant de dormir. Ils sont plus excitants qu'apaisants. Le rituel, le repos et le sommeil aideront à maintenir la bonne santé, le bonheur et la vitalité de vos enfants.

La manière la plus simple d'éviter la maladie est de suivre une bonne hygiène de vie. Enseignez à vos enfants l'importance de prendre un bain et de se brosser les dents quotidiennement. Veillez à vous laver les mains régulièrement et apprenez-leur à faire de même. Passer une quinzaine de secondes à se laver les mains au savon et à l'eau ou avec un tampon imbibé d'alcool est la manière la plus facile de prévenir la prolifération de maladies.

Une bonne alimentation, des exercices, un sommeil correct et la pratique d'une bonne hygiène composent la recette d'un élixir de bonne santé pour nous tous.

TRAITEMENT

Un traitement général bénéfique à la santé peut s'effectuer à tout moment : après un bain, avant d'aller se coucher, aux moments où vous êtes tous deux sereins. Il vous aidera à relaxer les muscles, à augmenter la circulation, à stimuler la digestion et à détendre l'esprit.

Toutes les parties ombrées des illustrations serviront à maintenir la force et la santé de votre enfant. Certaines zones sont moins foncées que d'autres. Ce sont celles qui nécessitent le moins de travail ; celles plus foncées requièrent davantage d'attention. Vous ne travaillerez sur les premières qu'une ou deux fois au cours du traitement, mais plus fréquemment sur les secondes en restant plus de trois à cinq secondes sur chaque zone. Si vous traitez un enfant plus grand, un adolescent ou un adulte, vous pouvez localiser les points d'acupuncture dans les zones plus foncées. Par contre, si vous traitez un bébé ou un jeune enfant, le fait de travailler dans la zone globale du point d'acupuncture produira le résultat désiré. Traitez toutes les zones des côtés droit et gauche du corps.

Le toucher doit être doux quand vous massez votre enfant. Si vous travaillez sur un bébé, la seule pression qui sera nécessaire est celle que vous utiliseriez si vous peigniez avec les mains ou pour vérifier si un gâteau est assez cuit.

Prenez votre temps. Détendez-vous. Ce peut être amusant et agréable pour chacun de vous.

1. Commencez par un massage du front. Passez la main en partant de l'arête du nez jusqu'à la racine des cheveux, puis du centre du front vers les tempes.

   Avec de longues caresses apaisantes, préparez l'étape pour la relaxation du corps tout entier.

2. Massez doucement le cou en commençant juste sous les oreilles et en descendant vers les clavicules.

   Ce traitement relâchera les muscles sterno-cléido-mastoïdien (SDM) et scalènes et permettra d'améliorer le libre flux du fluide lymphatique dans le haut du torse.

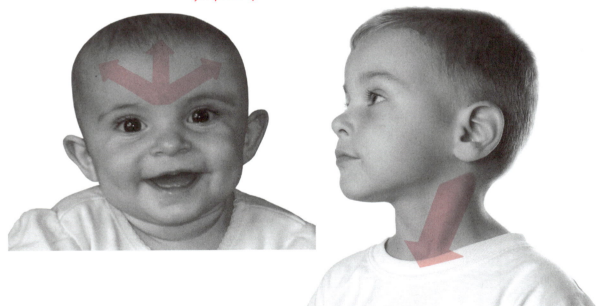

Zones du visage et du cou à traiter pour entretenir la santé

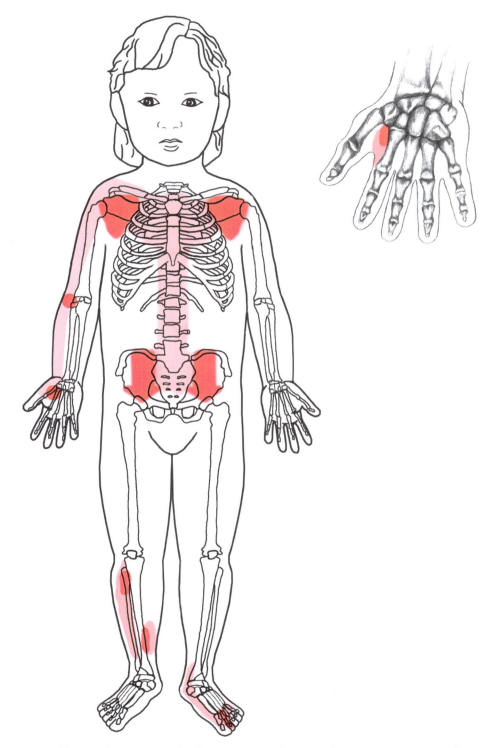

Zones du corps et du dessus des mains à traiter pour entretenir la santé

La santé et sa préservation

3. Massez doucement le centre de la poitrine en commençant au sommet du sternum puis en descendant vers le ventre.

4. À partir du centre du sternum, massez latéralement le haut de la poitrine vers les bras. Insistez légèrement sur la zone où les bras se rattachent au corps.
   Le grand pectoral repose dans le haut de la poitrine. Il a tendance à se raidir sous l'effet de stress émotionnels comme des troubles respiratoires. Maintenir la souplesse des muscles aidera à évacuer le stress et permettra aux poumons de fonctionner de manière optimale. Les points 1 et 2 Poumon, situés dans la cavité delto-pectorale (l'intersection du muscle deltoïde et du grand pectoral) soutiennent le fonctionnement des poumons.

5. Massez l'extérieur du devant du bras, de l'épaule au pouce. Insistez un peu plus sur la pliure du coude et la partie charnue du pouce.
   5 et 10 Poumon soutiennent le fonctionnement des poumons.

6. Massez le dos des mains entre le pouce et l'index.
   4 Colon permet de renforcer le système. Il travaille avec 3 Foie pour apaiser le système.

7. Massez le bas du ventre. Travaillez de chaque côté du nombril en mouvement descendant. (Si vous gardez les paumes sur le ventre sans relâcher le contact, la sensation de chatouillement sera atténuée, mais il va sans dire que les chatouillements peuvent être aussi amusants !)
   Le massage de la partie inférieure de l'abdomen permet de maintenir le bon fonctionnement des intestins.

8. Massez la partie externe de la jambe à partir du dessous des genoux jusqu'à la cheville. Insistez sur la zone située juste sous le genou.
   36 Estomac travaille avec 6 Rate pour renforcer le système immunitaire.

9. Massez l'intérieur de la jambe sur la zone située à environ cinq centimètres au-dessus de la cheville interne.
   6 Rate travaille avec 36 Estomac pour renforcer le système immunitaire.

10. Massez le pied en partant de l'intérieur de la cheville et en suivant la cambrure jusqu'au gros orteil. Massez entre les longs os

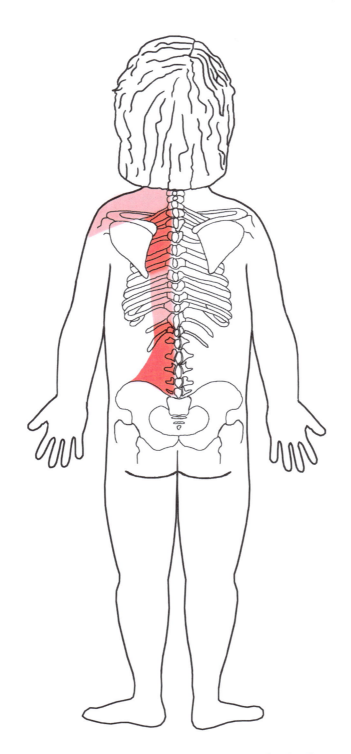

Zones du dos à traiter pour entretenir la santé

du pied, en insistant particulièrement sur celui entre le gros orteil et le deuxième orteil.

Les fonctions de la digestion, de l'assimilation et de l'élimination seront stimulées par le massage des méridiens Rate et Rein au centre du pied. 3 Foie travaille avec 4 Côlon pour apaiser le système.

11. Massez le haut des épaules, en partant de la partie qui relie le cou au corps jusqu'au côté externe des épaules.
    Le trapèze supérieur est le muscle qui développe le plus souvent des contractions et des points Trigger. Le masser permettra d'éviter toute contraction dès le départ. Chacun des méridiens yang traverse cette zone. Son relâchement contribue à la libre circulation de l'énergie dans le système.

12. Massez le dos des deux côtés de la colonne vertébrale, en insistant longtemps sur les zones entre les omoplates et juste au-dessus du bassin.
    Le travail sur les muscles de l'érecteur du rachis permettra de libérer les tensions et le stress, qu'il soit physique ou émotionnel. Les points de la Vessie le long de la colonne vertébrale jouent sur les fonctions cardiovasculaires et respiratoires, ainsi que sur la digestion, l'assimilation, l'élimination et la fonction urinaire.

13. Terminez par de longues caresses en massant doucement les muscles du haut du dos le long de la colonne vertébrale et en descendant jusqu'au bassin.
    Des caresses rassurantes sont très agréables et incroyablement apaisantes !

Rhumes ordinaires

DANS QUEL CAS DEVEZ-VOUS CONSULTER VOTRE MÉDECIN ?

La plupart du temps, un rhume se manifestera et disparaîtra sans l'intervention du médecin. Si vous pensez que votre enfant a développé une infection telle que sinusite, otite ou bronchite, si c'est la première fois que votre bébé attrape un rhume, que sa température dépasse 37,5°C s'il a moins de trois mois, ou 39°C s'il a plus de quatre mois, mieux vaut consulter votre médecin. Si sa toux est permanente ou dure plus de deux semaines, s'il crache d'épaisses mucosités, si sa respiration est asthmatique ou s'il a des difficultés à respirer, appelez le médecin. Faites de même s'il développe une éruption, s'il souffre de maux d'oreille ou d'estomac et s'il ne peut avaler ou uriner sans douleur.

QU'EST-CE QUE C'EST ?

Un rhume est une infection des voies respiratoires supérieures. C'est l'une des maladies les plus courantes, et à long terme, l'une des moins dangereuses. On estime que la plupart des adultes en attrapent de deux à quatre fois par an et les enfants bien davantage. Dans les premières années, au cours du développement du système immunitaire, les enfants peuvent attraper des rhumes entre huit et dix fois par an, particulièrement s'ils fréquentent les crèches et les écoles. L'infection des voies respiratoires supérieures (avec la gastro-entérite, plus connue sous le nom de grippe intestinale, les infections auriculaires, les conjonctivites et les maux de gorge) est la cause la plus courante des absences scolaires. Le nombre de rhumes dont souffrent les enfants chaque année commence généralement à diminuer vers l'âge de six ans.

Un rhume est une légère inflammation des membranes tapissant le nez et la gorge. Il persiste en général entre sept et dix jours avant de disparaître de lui-même. Bien que parfaitement sans danger, il reste gênant. Nous en avons tous eu, et nous connaissons donc ses symptômes et le mal-être qu'il implique : écoulements nasaux, nez bouché, gorge douloureuse, éternuements, toux, yeux larmoyants, congestion de la tête, maux de tête et légère fatigue qui en découle, parfois accompagnée d'une petite fièvre – inférieure à 38,5°C. Ce n'est pas intolérable, néanmoins on ne se sent pas bien. On a envie de dormir, mais le fait de se coucher rend la respiration par le nez plus difficile. Parfois les éternuements et la toux se déclenchent particulièrement au moment de s'endormir.

Généralement, l'incubation d'un rhume dure environ quatre jours. Les trois premiers jours, après son « éclosion » sont les moments les plus contagieux, alors que les mucosités nasales sont claires et coulent abondamment. Au fil des jours, celles-ci s'épaississent et prennent une teinte jaunâtre ou verdâtre. C'est bon signe : le corps combat l'infection et le virus n'est plus contagieux.

Alors qu'un rhume suit généralement son cours avec un minimum d'intervention, voire aucune, une infection d'oreille peut se déclencher chez un bébé ou un jeune enfant *(voir page 95)*, ainsi qu'une infection des sinus chez un enfant plus âgé *(voir page 105)*.

Qu'est-ce qui distingue une grippe (influenza) d'un rhume ?

Les symptômes d'une grippe sont similaires à ceux d'un rhume, mais sont plus graves et surgissent brusquement. La température peut monter très haut – parfois à plus de 39°C – et durer de trois à quatre jours. Des douleurs dans tout le corps, maux de têtes, frissons, manque d'appétit et besoin de dormir sous l'effet d'une fatigue extrême se feront sentir, accompagnées d'autres symptômes : écoulement nasal, éternuements, congestion de la tête, toux sèche pouvant dégénérer en mauvaise toux. Bien que la fièvre et la gêne provoquées par la grippe ne durent généralement que trois ou quatre jours, la fatigue et la toux peuvent se prolonger jusqu'à deux semaines.

Si vous pensez que votre enfant a attrapé une grippe plutôt qu'un rhume, parlez-en à votre médecin.

QUELLE EN SONT LES CAUSES ?

Un rhume est provoqué par d'innombrables virus, le plus commun étant le rhinovirus, qui est très contagieux. Il se propage le plus souvent par l'intermédiaire de minuscules gouttelettes de mucosités ou de salive qui se répandent dans l'air lorsque vous éternuez, toussez ou parlez. Un contact des mains peut aussi transmettre le virus. Si un enfant touche son visage puis saisit un jouet – ou tout autre objet –, cet objet peut devenir source d'infection pour la personne suivante qui le touchera. Si un enfant malade touche son visage, son nez ou sa bouche, vous pouvez attraper le rhume en lui tenant les mains.

QUE FAIRE ?
Installez-le confortablement

Pour un problème pour lequel il n'y a pas grand-chose à faire, vous avez un certain nombre de solutions à portée de main pour y remédier !

Si votre nouveau-né ou bébé a le nez qui coule, des mucosités ou des croûtes sèches, vous pouvez utiliser un aspirateur nasal (une poire nasale molle et aspirante) pour lui dégager le nez.

Vous pouvez améliorer son état en lui versant deux gouttes de lotion saline sans additifs (solution de sel marin) dans le nez deux à trois fois par jour. Il faudra trois à quatre gouttes dans chaque narine pour un enfant plus âgé. Attendez quelques minutes pour permettre au sel de décoller les mucosités sèches, puis servez-vous de la poire nasale pour lui nettoyer le nez ou demandez-lui de se moucher doucement.

Pour les enfants plus âgés, utilisez un spray nasal d'eau de mer conçu spécialement pour eux, sans additif ni conservateur ; c'est une bonne manière d'imbiber les mucosités pour les évacuer.

Si votre enfant n'arrive pas à dormir parce qu'il a le nez bouché, placez un humidificateur ou un vaporisateur pour empêcher que ses muqueuses ne s'assèchent ; l'air sec des maisons chauffées durant les mois d'hiver dessèche les voies respiratoires et conduit au développement de mucosités de plus en plus épaisses et collantes. Ces appareils humidifieront l'air, atténueront la sécheresse des muqueuses, diminueront l'épaisseur des mucosités et faciliteront la respiration. Veillez à les nettoyer régulièrement en suivant le mode d'emploi.

Vous pouvez également verser deux gouttes d'essence d'eucalyptus près de son oreiller (et non sur) pour que son nez se débouche et qu'il puisse respirer plus facilement.

Gardez votre enfant à la maison et ne l'envoyez ni en crèche ni à l'école si vous pensez qu'il est en phase de contagion, s'il a de la fièvre (même très peu), s'il est fatigué ou s'il est mal fichu et semble abattu. Un ou deux jours passés à la maison peuvent empêcher que la maladie empire et qu'il partage son rhume avec d'autres. De même, si votre enfant est plus grand et pratique de nombreuses activités extra scolaires, il devra y renoncer jusqu'à sa guérison.

Si vous lui permettez de manquer l'école, installez-le dans une pièce où la température est chaude et stable. Laissez-le se reposer.

Repos et sommeil sont les plus grands guérisseurs. Le corps le sait. Mettez cette sagesse à profit.

Si votre enfant se sent vraiment mal ou a de la fièvre, demandez à votre médecin si vous pouvez lui donner de l'acétaminophène (Tylenol) ou de l'ibuprofène (Advil). Évitez l'aspirine, qui pourrait provoquer le syndrome de Reye, une maladie rare mais potentiellement dangereuse.

Les lotions pour le rhume sont-elles efficaces ?

On a maintenant bien compris que les antibiotiques, de même que les antihistaminiques, les broncho-dilatateurs ou les antitussifs n'accélèrent en aucun cas la guérison d'un rhume ou la disparition d'un virus. Bien que les médicaments vendus au public puissent temporairement améliorer notre bien-être, ils n'agiront en rien sur le temps nécessaire au corps pour suivre son processus de guérison.

Nous trouvons aujourd'hui plusieurs préparations vendues librement et censées traiter différents symptômes, mais leur efficacité reste contestable. On peut se sentir perdu dans le choix complexe de ces lotions « multisymptômes ». Peut-être votre enfant ne souffre-t-il que d'un seul de ces symptômes, peut-être ne peut-il pas dormir parce qu'il a le nez bouché ? Il n'a sans doute pas besoin des différents médicaments associés dans cette préparation. Pourquoi lui donneriez-vous quelque chose dont il n'a nul besoin ? Si votre enfant se sent vraiment mal et que vous avez l'impression qu'un remède pourrait l'aider, essayez de choisir un médicament ne soulageant que le symptôme dont il souffre et suivez à la lettre la notice indiquant le dosage à lui donner. Ceci évitera le surdosage.

Les préparations vendues au public ne sont pas anodines. Mieux vaut les éviter pour les bébés et les jeunes enfants de moins de deux ans. Il faut les utiliser avec précaution. Si vous pensez qu'il est nécessaire de soulager votre enfant d'un symptôme ou si vous n'êtes pas sûr de la préparation ou du dosage à lui donner, renseignez-vous auprès de votre pharmacien.

Il est également important de se rappeler la grande vérité affirmant que la manière dont le corps s'acquitte de chaque symptôme a une raison spécifique : le nez qui coule nettoie les muqueuses et la toux permet d'expulser les mucosités du système respiratoire afin de mieux respirer. Se débarrasser de chaque symptôme n'est pas toujours la meilleure solution.

Empêchez-le d'attraper un rhume ou une grippe

À l'automne, en hiver et au début du printemps, les virus de la grippe pullulent. Comment se fait-il que nous n'attrapions pas de rhume plus souvent ? Du point de vue oriental, si votre énergie – particulièrement votre *wei chi* (le *chi* défensif) – est forte, votre corps repoussera facilement les virus et les bactéries qui nous entourent à tout moment. De tout temps, les parents ont mis leurs enfants en garde contre les courants d'air : « Mets ta veste, sinon tu vas attraper un rhume », « Couvre-toi la tête », « Ne sors pas les cheveux mouillés où tu vas être malade ». Nous sommes nombreux à avoir entendu ces injonctions ou d'autres du même genre et à avoir probablement pensé que ce n'était que des inepties. Pourtant, elles contiennent une certaine vérité. Tout praticien de médecine orientale vous dira que l'invasion du froid a un effet négatif sur les systèmes corporels. Lorsqu'il fait froid dehors, gardez vos enfants au chaud – mettez-leur un chapeau et des chaussettes, couvrez-leur la poitrine et évitez les courants d'air. De tous ces conseils, le plus important est le chapeau : environ vingt pour cent de la chaleur corporelle s'échappe par la tête. Le simple fait de porter un chapeau peut faire une énorme différence pour la chaleur globale du corps.

Le moyen le plus simple d'éviter de tomber malade est de veiller à vous laver régulièrement les mains et à apprendre à vos enfants à faire de même. L'usage de savon et d'eau chaude ou d'une lotion pour les mains à base d'alcool (les lotions antibactériennes ne sont pas nécessaires) est la manière la plus facile de prévenir la propagation des maladies. Les rhumes, les grippes et autres infections se transmettent au contact des mains. Si vos enfants ont un rhume, apprenez-leur à se laver les mains après s'être touché le visage, avoir toussé, éternué ou s'être mouché. Ils pourront aussi éviter d'en attraper en prenant l'habitude de se laver les mains avant de manger, après avoir été aux toilettes, après avoir joué dehors, après avoir joué ou caressé leur animal familier ou après avoir été en contact avec quelqu'un qui a un rhume. De petites choses peuvent faire une énorme différence.

Enseignez à votre enfant l'utilisation du mouchoir en papier pour se couvrir la bouche lorsqu'il tousse ou éternue. Veillez à ce qu'il les jette immédiatement après usage. Si vous n'en avez pas, apprenez-lui à tousser ou à éternuer dans le creux de son bras (à la pliure du coude) plutôt que dans ses mains. Non seulement cela empêchera les gouttelettes de se répandre dans les airs, mais il y aura moins de risque qu'il contamine les objets en les touchant. (S'il ne porte pas de manches longues, veillez à ce qu'il se lave aussi bien les bras que les mains).

Essayez d'encourager votre enfant à ne pas mettre les jouets, les stylos ou toute autre chose qui ne se mange pas, dans la bouche. Lavez régulièrement les jouets et les objets qu'il utilise afin qu'ils ne deviennent pas source d'infection.

Si quelqu'un de la famille a un rhume, ne mélangez pas son verre, ses couverts et sa serviette avec les autres. Lavez et changez de verres (en particulier celui de la salle de bain) après chaque usage. N'oubliez pas de changer de brosse à dents une fois votre enfant remis de son rhume ou de sa grippe.

UN MOT SUR L'ALIMENTATION

Modifier l'alimentation de votre enfant lui permettra de se remettre rapidement de son rhume. Les produits laitiers ont tendance à augmenter la production de mucosités ; évitez de donner du lait ou tout autre produit à base de lait de vache à votre enfant malade, à savoir : fromages, yaourts, fromage blanc, glace et pudding. Essayez de les remplacer par du lait de soja ou des fromages à base de soja.

Les liquides permettent d'éclaircir les sécrétions de mucosités ; veillez à ce qu'il en boive en grande quantité. L'eau, les jus de fruits coupés d'eau, les bouillons de légumes purs et les tisanes diluées sont de bons choix. En outre, une soupe au poulet fait réellement des merveilles quand vous avez un rhume !

Fruits et légumes frais ou bouillis, poulet et poisson au naturel sont faciles à digérer pour un enfant enrhumé. Évitez les aliments riches en graisses ou frits, la nourriture vite préparée ou les viandes grasses industrielles. Ils sont beaucoup plus difficiles à digérer. Et comme toujours, éloignez de lui toute denrée traitée : sucre blanc (bonbons, gâteaux, pâtisseries, sodas), farine et pain blanc, aliments contenant des agents chimique et des conservateurs.

TRAITEMENT

Utilisez ce traitement pour améliorer l'état de votre petit durant la durée de son rhume. Vous verrez la plupart du temps son rhume disparaître rapidement après l'avoir traité une ou deux fois. Le but de ce traitement est de dégager les voies nasales et la poitrine, de soulager la gorge douloureuse, d'augmenter le drainage lymphatique et de renforcer son système global afin qu'il guérisse rapidement.

Toutes les parties ombrées des illustrations indiquent les endroits où agir en cas de rhume. Certaines sont plus claires que d'autres. Les parties les plus claires nécessitent moins de travail que les foncées. Travaillez sur les premières une ou deux fois au cours du traitement. Travaillez sur les secondes plus fréquemment, en ne restant pas plus de trois à cinq secondes à la fois sur chaque zone. Si vous traitez un enfant plus grand, un adolescent ou un adulte, vous pouvez localiser les points d'acupuncture à l'intérieur des zones plus foncées. S'il s'agit d'un bébé ou d'un jeune enfant, le fait de travailler sur la zone entourant le point produira l'effet désiré. Traitez les deux côtés, droit et gauche, du corps.

Massez votre enfant en douceur. Si vous travaillez sur un bébé, la seule pression nécessaire est celle que vous utiliseriez si vous peigniez avec les doigts ou pour vérifier si un gâteau est assez cuit.

Le meilleur moment pour travailler sur votre enfant est lorsqu'il y est disposé. Prenez votre temps ; mettez-le à l'aise, relaxez-vous. Ce peut être amusant et agréable pour vous deux. Le moment du traitement associe la joie d'être en contact avec votre petit et le plaisir de pouvoir faire quelque chose qui l'aidera à se sentir mieux.

1. Commencez par masser la poitrine du haut du sternum à l'estomac.

2. Massez le haut de la poitrine en partant du centre et en terminant à l'endroit où les bras rejoignent le corps.
   Masser le haut de la poitrine permettra de libérer les muscles pectoraux (le grand pectoral et le petit pectoral) ; ces muscles peuvent développer des bandes tendues et des points Trigger durant les périodes de toux.

3. Massez la cavité où le bras rejoint la poitrine.
   1 et 2 Poumon se trouvent dans la cavité du delto-pectoral, l'intersection du deltoïde et du grand pectoral. La stimulation de ces points améliore la fonction pulmonaire.

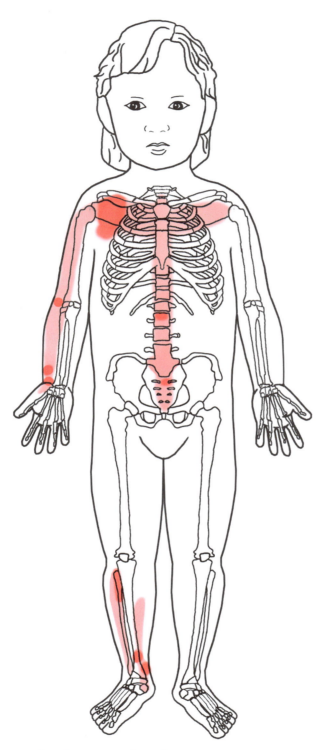

Zones de traitement des rhumes et des grippes

4. Recommencez le massage du sternum, en le prolongeant cette fois jusque dans la partie inférieure du ventre.

5. Appliquez une douce pression sur la zone médiane entre le bord inférieur du sternum et le haut du ventre.
   12 Vaisseau Conception est le point où commence le méridien du Poumon.

6. Exercez une légère pression sur le point situé à environ 2,5 centimètres sous l'ombilic.
   L'association du massage de la cage thoracique et du traitement des 12 et 6 Vaisseau Conception aide à dégager et détendre les parties médiane et inférieure du torse, permettant ainsi au corps de respirer plus profondément et plus aisément.

7. Massez la partie externe du devant du bras en partant de l'épaule et en descendant jusqu'au pouce. Insistez sur la pliure du coude, sur la zone juste au-dessus du poignet et sur la partie charnue du pouce.
   5 Poumon, situé sur la partie externe de la pliure du coude, améliore la respiration. 7 Poumon, au-dessus de la pliure du poignet, permet d'éliminer la congestion des voies nasales. 9 Poumon, à la pliure du poignet, et 10 Poumon, au centre de la partie charnue du pouce sur le côté de la paume, entretiennent le système respiratoire.

8. Travaillez sur le dos de la main, entre l'index et le pouce.
   4 Côlon travaille avec 7 Rein pour renforcer le système immunitaire.

9. Travaillez le côté interne de l'avant-bras, entre les deux os, juste au-dessus de la pliure du poignet.
   5 Triple Réchauffeur sert dans le traitement des rhumes ordinaires.

10. Massez l'extérieur de la jambe en insistant un peu plus longtemps sur la zone sous le genou.
    36 Estomac travaille avec 6 Rate pour renforcer le système immunitaire.

11. Travaillez sur l'intérieur de la jambe sur quelques centimètres au-dessus de la cheville.
    6 Rate avec 36 Estomac renforcent le système. 7 Rein entretient le processus respiratoire et travaille avec 4 Côlon pour renforcer le système immunitaire.

12. Massez le haut des épaules sur la zone située entre 2,5 et 5 centimètres du cou.
    Le relâchement de la partie supérieure des trapèzes permettra de détendre la musculature du cou et des épaules et exercera un drainage lymphatique du cou jusqu'au haut du torse. Tous les méridiens yang traversent cette zone. Leur libération contribue à la bonne circulation de l'énergie à travers le système.

13. Travaillez sur le haut du dos entre les omoplates et la colonne vertébrale.
    12, 13 et 15 Vessie soutiennent le système respiratoire. Le relâchement des muscles du haut du dos facilite la respiration.

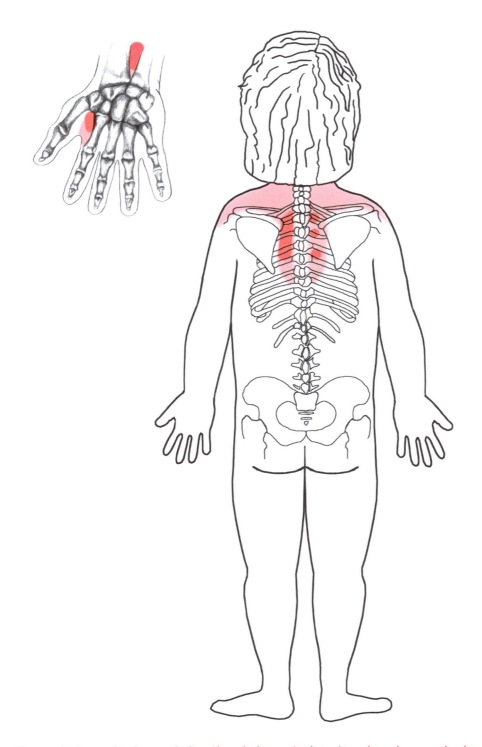

Zones du haut du dos et de l'arrière de la main à traiter dans les cas de rhumes et de grippes

TRAVAIL SUR LE VISAGE ET LE COU

Massage et acupressure sur le visage et le cou aident à libérer les sinus et les voies nasales et stimulent le drainage lymphatique. L'objectif est de rendre la respiration de votre enfant plus aisée.

Il est nécessaire de masser toutes ces zones deux fois, d'une manière très, très douce. Votre bébé ou enfant a un visage très délicat et ces points peuvent être assez sensibles si la congestion est sérieuse. Une pression légère, maintenue deux secondes, deux ou trois fois durant la durée du traitement sera beaucoup plus efficace que vous l'imaginez.

1. Commencez par lui masser le front. Partez de l'arête du nez jusqu'à la racine des cheveux, puis du point au centre des sourcils vers les oreilles.
   Le massage du front permettra d'augmenter le drainage des sinus frontal et ethmoïde.

2. Massez doucement les pommettes en partant du nez, en passant juste sous les yeux pour finir aux oreilles.
   Masser les pommettes permettra d'augmenter le drainage des sinus maxillaires.

3. Exercez une douce pression sur le point situé entre les sourcils.
   Le point supplémentaire Yintang, au milieu des sourcils, est utilisé couramment en association avec Taiyang et 4 Côlon dans le traitement des rhumes ordinaires.

4. Pressez doucement la zone où commencent les sourcils.
   2 Vessie est utilisé pour dégager le nez et les sinus.

5. Exercez une douce pression sur la partie située entre le bord externe du sourcil et le bord externe de l'œil, sur la tempe.
   Le point supplémentaire Taiyang est fréquemment utilisé en association avec Yintang et 4 Côlon pour traiter les rhumes ordinaires.

6. Pressez doucement le côté du nez, juste au-dessus de sa partie évasée.
   Le point supplémentaire Bitong est traditionnellement utilisé pour libérer la congestion nasale.

7. Pressez doucement le point situé de chaque côté des narines.
   20 Côlon est utilisé pour dégager l'obstruction des voies nasales.

8. Massez le cou en commençant sous l'oreille et en descendant vers la clavicule.
   Un doux massage des muscles du cou (sterno-cléido-mastoïdien et scalènes) permettra d'augmenter le drainage lymphatique dans la région supérieure du torse.

9. Massez le haut de la clavicule en partant du point où elle rejoint le sternum. Massez vers l'extérieur, vers l'épaule.
   11 et 12 Estomac sont utilisés dans le traitement des maux de gorge. Masser cette zone permettra d'augmenter le drainage lymphatique dans la partie supérieure du torse.

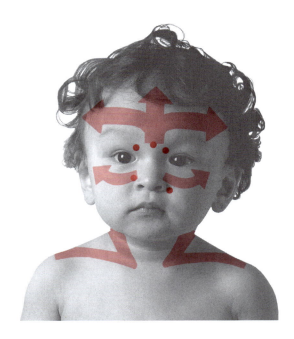 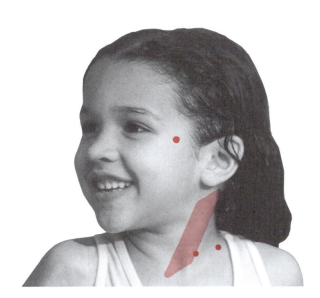

Zones du visage, du cou et de la tempe à traiter dans les cas de rhumes et de grippes

Maux de gorge

DANS QUEL CAS DEVEZ-VOUS CONSULTER VOTRE MÉDECIN ?

La plupart des maux de gorge disparaissent d'eux-mêmes, mais il est préférable de consulter votre médecin ou votre pharmacien si la douleur de votre enfant est sévère, si la fièvre monte à 38,5°C ou plus et dure plus de trois ou quatre jours, ou si votre bébé salive beaucoup. Prenez conseil auprès du médecin s'il a des difficultés à avaler ou à respirer ou s'il montre des signes d'une infection à streptocoque : pus (taches blanches) ou lésion à l'arrière de la gorge, gonflement, nodules lymphatiques sensibles dans le cou, maux d'estomac, articulations douloureuses ou éruption.

QU'EST-CE QUE C'EST ?

Nous savons tous ce qu'est un mal de gorge et ce qu'il provoque. La plupart des adultes et des enfants attrapent un mal de gorge une ou deux fois par an au minimum, lié à une autre infection comme un rhume ou une grippe. Les maux de gorge sont l'une des cinq raisons les plus courantes pour laquelle les enfants manquent l'école avec la gastro-entérite (grippe intestinale), les rhumes, la conjonctivite et les inflammations de l'oreille. Une douleur dans la gorge ou inflammation du pharynx (pharyngite) est le premier signe de la maladie. Nous connaissons tous ce symptôme : gorge rêche ou irritée, difficulté et douleur pour avaler.

QUELLES EN SONT LES CAUSES ?

La plupart du temps, le mal de gorge est dû à l'un des multiples virus qui nous entourent en automne et en hiver, y compris le rhinovirus. C'est souvent le premier symptôme de l'apparition d'un rhume ou d'une grippe. Si la cause est un virus, un antibiotique ne sera d'aucune utilité. Le mal de gorge disparaît généralement de lui-même en une semaine. Si c'est le premier symptôme d'un rhume, il peut être suivi par les habituels écoulements nasaux, la congestion nasale et la toux.

Bien que la majorité des maux de gorge soient dus aux virus et se résolvent d'eux-mêmes, il n'en est pas de même quand certaines bactéries sont en cause. L'infection à streptocoque est une infection bactérienne hautement contagieuse. Comme les virus qui provoquent les rhumes et les grippes, cette bactérie se dissémine dans l'air par l'intermédiaire des gouttelettes de mucosités et de salive lorsque nous toussons, éternuons et parlons ou que nous entrons en contact avec des objets qui ont été touchés par une personne infectée.

Virus et bactéries ne sont pas les seules causes des maux de gorge. Les polluants, la fumée passive, la poussière, les allergies et la sécheresse de l'air peuvent provoquer une légère irritation chronique de la gorge.

Comment savoir s'il s'agit d'un streptocoque ?

Différencier les douleurs des maux de gorge provoqués par un virus ou par un streptocoque est souvent une question complexe. Les informations qui suivent peuvent vous donner une idée sur la manière dont se manifeste généralement un streptocoque, mais gardez à l'esprit que la bactérie ne peut être diagnostiquée que par une analyse des mucosités. Si vous pensez vraiment que votre enfant souffre d'une infection à streptocoque, consultez votre médecin afin qu'il procède à l'examen.

Les enfants entre cinq et quinze ans sont plus enclins aux infections à streptocoque que les adultes et les enfants de moins de trois ans. Un mal de gorge provoqué par cette bactérie débute généralement par une fièvre qui peut monter jusqu'à 38,5°C ou plus, et qui durera plusieurs jours, pour s'améliorer au début du traitement antibiotique. La gorge de votre enfant peut être rouge et enflée et ses amygdales (les tissus charnus situés sur les côtés de l'arrière-gorge) peuvent être couvertes de taches de pus blanches. Il aura probablement des nodules lymphatiques (gonflement des glandes) enflés et douloureux dans le cou. Lorsque ces glandes gonflent, elles deviennent semblables à des haricots durs mais spongieux. Vous pourrez les sentir le long du cou. Outre le mal de gorge, votre enfant aura des difficultés à avaler. Il peut se plaindre de maux de tête ou de ventre et manquer d'appétit. Ses articulations peuvent être douloureuses ; une éruption peut se déclarer. Il semblera certainement bien malade, bien plus que s'il avait un simple rhume.

Si votre médecin confirme la présence du streptocoque, il prescrira une ordonnance d'antibiotiques. Après le début du traitement, votre enfant devrait commencer à se sentir mieux au bout de 24 ou 36 heures. Si des antibiotiques lui ont été prescrits, il est important d'aller au bout du traitement. S'il n'en prend pas, ceci peut conduire à d'autres infections telles qu'angine, sinusite, scarlatine ou autres complications graves comme une inflammation des reins ou une fièvre rhumatismale propre à endommager les valvules cardiaques.

QUE FAIRE ?
Installez-le confortablement

Gardez votre enfant à la maison et ne l'envoyez pas à la crèche ou à l'école si vous pensez qu'il est contagieux, s'il a encore de la fièvre (même légère), s'il est fatigué, pas en forme ou s'il semble couver quelque chose. Un jour ou deux sans sortir préviendra l'aggravation de l'infection et sa propagation. Si votre enfant est plus grand et qu'il a de nombreuses activités extrascolaires, il devra y renoncer jusqu'à sa guérison.

Pour alléger les maux de gorge, apprenez à votre enfant à se gargariser à l'eau salée. Versez une demi-cuillerée à café de sel dans 200 millilitres d'eau afin de soulager la douleur et de clarifier les mucosités.

Quelques gorgées de limonade tiède ou une tasse d'eau chaude additionnée de miel et de citron soulageront le mal de gorge et éclairciront les mucosités.

Sucer quelques pastilles pour la gorge accroît la sécrétion de salive et permet d'humidifier et d'apaiser le mal de gorge.

Humidifiez l'air à l'aide d'un humidificateur ou d'un vaporisateur pour soulager les gorges douloureuses, sèches et irritées. Veillez à nettoyer régulièrement l'appareil et à suivre la notice de fabrication afin de maintenir son bon fonctionnement.

Si votre enfant se sent vraiment mal ou a de la fièvre, demandez à votre médecin si vous pouvez lui donner de l'acétaminophène (Tylenol) ou de l'ibuprofène (Advil). Évitez l'aspirine qui pourrait provoquer le syndrome de Reye, une maladie rare mais potentiellement dangereuse.

Évitez-lui les maux de gorge

À l'automne, en hiver et au début du printemps, les virus de la grippe pullulent. Comment se fait-il que nous n'attrapions pas de rhume plus souvent ? Du point de vue oriental, si votre énergie – particulièrement votre *wei chi* (le *chi* défensif) – est forte, votre corps repoussera facilement les virus et les bactéries qui nous entourent à tout moment. De tout temps, les parents ont mis leurs enfants en garde contre les courants d'air : « Mets ta veste sinon tu vas attraper un rhume », « Couvre-toi la tête », « Ne sors pas les cheveux mouillés où tu vas être malade ». Nous sommes nombreux à avoir entendu ces injonctions ou d'autres du même genre et à avoir probablement pensé que ce n'était que des inepties. Pourtant, elles contiennent une certaine vérité. Tout praticien de médecine orientale vous dira que l'invasion du froid a un effet négatif sur les systèmes corporels. Lorsqu'il fait froid dehors, gardez vos enfants au chaud – mettez-leur un chapeau et des chaussettes, couvrez-leur la poitrine et évitez les courants d'air. De tous ces conseils, le plus important est le chapeau : environ vingt pour cent de la chaleur corporelle s'échappe par la tête. Le simple fait de porter un chapeau peut faire une énorme différence pour la chaleur globale du corps.

Le moyen le plus simple d'éviter de tomber malade est de veiller à vous laver régulièrement les mains et à apprendre à vos enfants à faire de même. L'usage de savon et d'eau chaude ou d'une lotion pour les mains à base d'alcool (les lotions antibactériennes ne sont pas nécessaires) est la manière la plus facile de prévenir la propagation des maladies. Les rhumes, les grippes et autres infections se transmettent au contact des mains. Si vos enfants ont un rhume, apprenez-leur à se laver les mains après s'être touché le visage, avoir toussé, éternué ou s'être mouché. Ils pourront aussi éviter d'en attraper en prenant l'habitude de se laver les mains avant de manger, après avoir été aux toilettes, après avoir joué dehors, après avoir joué ou caressé leur animal familier ou après avoir été en contact avec quelqu'un qui a un rhume. De petites choses peuvent faire une énorme différence.

Enseignez à votre enfant l'utilisation de mouchoirs en papier pour se couvrir la bouche lorsqu'il tousse ou éternue. Veillez à ce qu'il les jette immédiatement après usage. Si vous n'en avez pas, apprenez-lui à tousser ou à éternuer dans le creux de son bras (à la pliure du coude) plutôt que dans ses mains. Non seulement cela empêchera les gouttelettes de se répandre dans les airs, mais il y aura moins de risque qu'il contamine les objets en les touchant. (S'il ne porte pas de manches longues, veillez à ce qu'il se lave aussi bien les bras que les mains).

Incitez votre enfant à ne pas porter les jouets, les stylos ou toute autre chose qui ne se mange pas, à la bouche. Lavez régulièrement les jouets et les objets qu'il utilise fréquemment afin qu'ils ne deviennent pas source d'infection.

Si quelqu'un de la famille a un rhume, ne mélangez pas son verre, ses couverts ou sa serviette avec les autres. Lavez et changez de verres (en particulier celui de la salle de bain) après chaque usage. N'oubliez pas de changer de brosse à dents une fois que votre enfant se sera rétabli de son rhume ou de sa grippe.

UN MOT SUR L'ALIMENTATION

Si votre enfant a mal à la gorge, offrez-lui une grande quantité de liquide pour bien lui hydrater le corps. Même s'il ne peut en avaler beaucoup à la fois, quelques gorgées au cours de la journée le soulageront. L'idéal est de lui donner des bouillons de poulet, des tisanes, des jus de fruits dilués et de l'eau pure. Évitez les jus de citron qui pourraient aggraver l'irritation de la gorge déjà enflammée.

Réduisez les produits laitiers : lait, yaourt, fromage, glace et pudding. Ils ont tendance à augmenter et à épaissir les mucosités, ce qui ajouterait au mal-être. Essayez de les remplacer par du lait ou des fromages à base de soja.

Fruits et légumes frais ou bouillis, poulet et poisson au naturel sont faciles à digérer pour un enfant malade.

Évitez les aliments riches en graisses ou frits, la nourriture vite préparée ou les viandes grasses industrielles, qui sont beaucoup plus difficiles à digérer (et de toute façon pas très bons pour lui).

Et comme toujours, diminuez tout aliment industriel à haute teneur en sucre, ainsi que les hydrates de carbone raffinés.

TRAITEMENT

Ce traitement a pour but de soulager le mal de gorge de votre enfant en réduisant l'inflammation et en augmentant le drainage lymphatique. Vous pouvez y avoir recours dès que votre enfant se plaint de la gorge. En l'appliquant une fois par jour durant la durée de l'infection, vous aiderez votre enfant à se sentir beaucoup mieux et accélérerez sa guérison.

Toutes les parties ombrées des illustrations sont utiles pour améliorer l'état de votre enfant. Certaines sont en clair, d'autres en plus foncé. Les zones claires nécessitent moins de travail que les foncées. Travaillez dessus une fois ou deux au cours du traitement. Il vous faudra par contre agir plus fréquemment sur les zones plus foncées en ne restant pas plus de trois à cinq secondes à la fois sur chacune d'elles. Si vous traitez un enfant plus grand, un adolescent ou un adulte, vous pouvez repérer les points d'acupuncture à l'intérieur des zones ombrées plus foncées. Mais si vous traitez un bébé ou un jeune enfant, le simple fait de travailler sur la zone entourant un point d'acupuncture produira le résultat recherché. Traitez toutes les zones des deux côtés droit et gauche du corps.

Massez votre enfant en douceur. Si vous travaillez sur un bébé, la seule pression nécessaire est celle que vous utiliseriez si vous peigniez avec les doigts ou pour vérifier si un gâteau est assez cuit.

1. Exercez une pression douce directement sur les muscles latéraux du cou de votre enfant, en commençant juste derrière l'angle pointu de la mâchoire, sous l'oreille, et en descendant vers la clavicule. Travaillez sur un côté à la fois. Pressez environ tous les centimètres, comptez jusqu'à 2, puis relâchez.

   Le relâchement du muscle sterno-cléido-mastoïdien (SCM) permettra de libérer la douleur et la sensibilité de la gorge. La pression exercée doucement vers le bas favorisera l'augmentation du drainage lymphatique des nodules lymphatiques cervicaux. 17 Intestin grêle et 9, 10 et 11 Estomac, situés devant et le long du SCM, sont utilisés dans le traitement des maux de gorge.

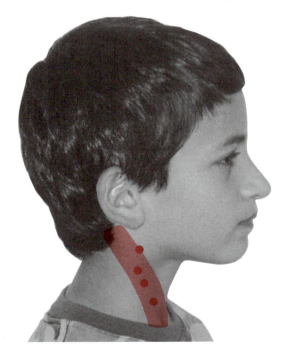

Zones du cou à traiter dans le cas de maux de gorge

2. Exercez une légère pression sur l'encoche où se rejoignent les clavicules, juste au-dessus du sternum.
   22 Vaisseau Conception est utilisé pour dégager une gorge irritée.

3. Massez doucement le long des clavicules. Commencez au milieu à leur point de rencontre et dirigez-vous vers le bord des épaules.
   12 Estomac, situé sur la clavicule derrière le SCM, est utilisé pour traiter les maux de gorge et accroître le drainage lymphatique des nodules lymphatiques cervicaux.

4. Massez doucement la poitrine à partir du haut du sternum en descendant vers l'estomac.
   Le massage de cette zone permet d'amener de l'énergie dans le torse.

5. Massez la partie externe du devant des bras, en partant de l'épaule jusqu'au pouce.
   La stimulation du méridien Poumon entretient le système respiratoire.

6. Massez la partie externe de l'avant-bras, juste au-dessus du poignet.
   7 Poumon travaille avec 6 Rein pour réduire l'inflammation.

7. Massez le milieu de la partie charnue du pouce côté paume.
   10 Poumon travaille avec 3 Rein pour nourrir et renforcer le système.

8. Massez juste sous la partie externe de l'ongle du pouce de votre enfant.
   11 Poumon est utilisé pour dégager la gorge.

9. Massez le dos des mains, entre le pouce et l'index.
   4 Côlon est utilisé pour dégager la gorge et soulager l'irritation. Il travaille avec 7 Rein pour renforcer le système immunitaire.

10. Massez l'extérieur de la jambe, en insistant un peu plus sur la zone située sous le genou.
    6 Rate travaille avec 36 Estomac pour renforcer le système immunitaire.

11. Travaillez sur l'intérieur de la jambe à quelques centimètres au-dessus de l'os de la cheville.
    6 Rate travaille avec 36 Estomac pour renforcer le système immunitaire.

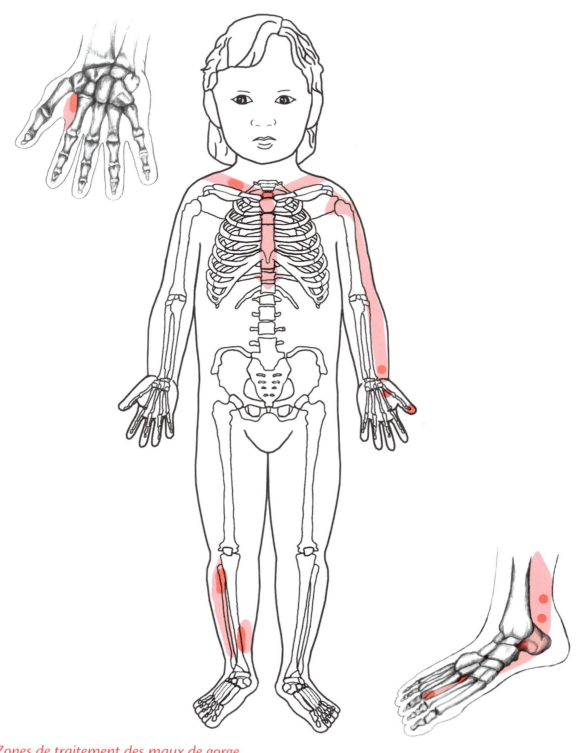

Zones de traitement des maux de gorge

1. Massez autour et à l'intérieur de la cheville, en commençant à environ 2,5 centimètres au-dessus de l'os et en descendant vers la cambrure du pied.

   On utilise 3 Rein avec 10 Poumon pour nourrir et renforcer le système et 6 Rein avec 7 Poumon pour réduire l'inflammation. 7 Rein supporte le processus respiratoire. Il travaille avec 4 Côlon pour renforcer le système immunitaire.

2. Massez entre les deux os longs débouchant sur les deuxième et troisième orteils.

   43 et 44 Estomac servent à dégager une gorge irritée.

3. Massez la zone du dos entre les deux épaules.

   Le massage des parties supérieures des trapèzes permet de relâcher les tensions et les douleurs du cou et du haut du dos qui peuvent accompagner l'irritation de la gorge. Tous les méridiens yang traversent cette zone. La dégager contribue à la libre circulation de l'énergie dans tout le système.

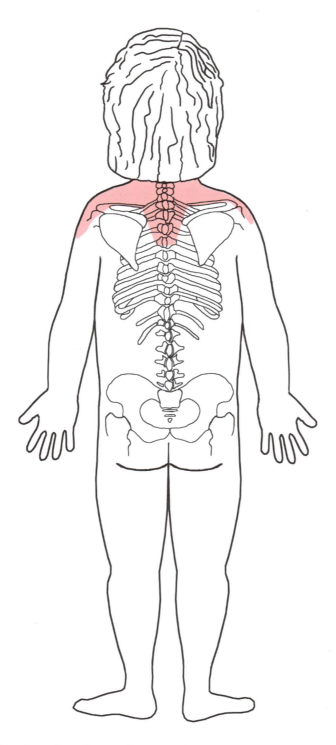

Zones du dos à traiter dans le cas de maux de gorge

Infection de l'oreille

DANS QUEL CAS DEVEZ-VOUS CONSULTER VOTRE MÉDECIN ?

Si vous suspectez une infection de l'oreille chez votre bébé ou si la fièvre monte à 38 C ; si votre enfant plus grand a mal à l'oreille et que la fièvre atteint 39°C ou plus, s'il a des maux de tête, des écoulements d'oreille, un gonflement autour de celle-ci, des vertiges ou une perte d'audition, s'il a souffert d'une infection auriculaire qui réapparaît au bout de deux ou trois semaines, s'il a eu plus de trois infections en six mois, consultez votre médecin.

QU'EST-CE QUE C'EST ?

Appelée couramment infection auriculaire, *l'otite moyenne* est une inflammation de l'oreille moyenne. Elle est très courante chez les bébés et entre quatre mois et cinq ans. À l'âge de trois ans, les enfants en auront probablement déjà fait l'expérience une fois.

Cette infection provoque une douleur dans l'oreille, de la fièvre et peut entraîner une perte d'audition temporaire. Si votre bébé souffre d'une otite, vous constaterez qu'il tire sur son oreille. C'est sa façon de vous dire qu'il a mal. Il sera parfois irritable et agité, aura du mal à dormir et manquera d'appétit. S'il est en âge de décrire ce qu'il ressent, il sera capable de décrire sa douleur, de dire qu'il ressent une gêne ou une pression à l'intérieur de l'oreille. Étant donné que cette infection peut provoquer une perte d'audition temporaire, il est possible que votre enfant n'entende pas les sons comme avant ou qu'il ne réponde pas quand vous lui parlez.

QUELLES EN SONT LES CAUSES ?

Une otite commence généralement par un rhume, une infection de l'appareil respiratoire supérieur ou des allergies nasales. Rhumes, problèmes de sinus et allergies provoquent le gonflement et l'inflammation des trompes d'Eustache, les canaux qui connectent l'oreille moyenne à l'arrière du nez. Les trompes d'Eustache permettent normalement de drainer le fluide hors de l'oreille moyenne. Elles sont petites, courtes et positionnées horizontalement chez les enfants. Le gonflement et l'inflammation générés par la congestion du nez ou des sinus bloquent la trompe, provoquant la stagnation du liquide à l'intérieur. Ce fluide captif peut devenir un nid à bactéries et entraîner une infection. Le gonflement des trompes d'Eustache tout comme la pression du fluide sur le tambour de l'oreille provoquent de la douleur et, de temps à autre, des pertes temporelles d'audition. Il n'est pas rare que le fluide stagne à l'intérieur de l'oreille moyenne durant des semaines et des mois après la guérison de l'infection. C'est normal et la plupart du temps, tout disparaît de lui-même. Cependant, il peut arriver que ce fluide non infecté s'accumule dans l'oreille moyenne et s'y installe. C'est ce qu'on appelle *un épanchement de l'oreille moyenne*. Il diffère de l'infection auriculaire par l'absence de la douleur et de la fièvre associées à cette dernière. Si l'enfant a un épanchement de l'oreille interne, le fluide pourra stagner à l'intérieur durant plusieurs mois. Une perte d'audition peut s'installer durant cette période. Il faudra s'en inquiéter à cause de l'impact négatif qu'elle pourrait avoir sur le développement de la parole. Il serait sage de consulter votre médecin si vous avez l'impression que l'audition de votre enfant s'est affaiblie.

Mon enfant a-t-il besoin d'antibiotiques ?

Certaines infections requièrent l'usage d'antibiotiques ; la courte liste englobe les infections à streptocoque, la pneumonie bactérienne, certaines infections auriculaires (mais pas toutes) et les infections des sinus. Jusqu'à maintenant, les antibiotiques se sont avérés notre principal moyen de défense contre la maladie. Cependant, la consommation abusive par l'homme, et l'obligation de rajouter des antibiotiques dans certaines de nos denrées au nom des normes administratives relatives au bétail, ont engendré des bactéries de plus en plus puissantes qui sont devenues résistantes à toutes ces substances.

Nous nous rendons parfois chez le médecin en pensant que notre enfant malade a besoin d'antibiotiques. Malgré l'insistance de certains parents, ceux-ci ne sont pas nécessaires pour chaque infection. Votre médecin est le meilleur juge en la matière.

Si on lui en laisse le temps, le corps peut se guérir de lui-même. Si nous changeons dès maintenant notre façon de considérer les antibiotiques, ceux qui sont à notre disposition continueront à agir contre les maladies pour lesquelles nous en avons réellement besoin.

QUE FAIRE ?
Installez-le confortablement

Si votre enfant souffre, l'application d'une chaleur tempérée sur son oreille peut soulager sa gêne. Chauffez une tasse de sel au four. Placez le sel dans une chaussette de coton épaisse. Vérifiez le degré de chaleur en la posant à l'intérieur de votre bras. Placez la chaussette de sel chaude sur l'oreille de l'enfant ; la douleur due à l'infection auriculaire s'atténuera. Pour ceux qui préfèrent des approches plus modernes, un petit tampon à chauffer au micro-ondes fera l'affaire ; veillez à ce qu'il ne soit pas trop chaud.

Versez une ou deux gouttes d'huile d'amande chaude dans l'oreille de l'enfant pour réduire le gonflement et l'inflammation. Si votre enfant ne se laisse pas faire lorsqu'il est éveillé, versez deux gouttes d'huile sur un petit morceau de coton stérilisé que vous placerez dans son oreille une fois qu'il dort. Faites-le tenir avec un petit morceau de Scotch et sa magie agira toute la nuit.

Plutôt que de prescrire des antibiotiques lors d'une infection auriculaire, de nombreux médecins choisissent l'approche de « l'attente vigilante », sachant que, la plupart du temps, elle disparaîtra d'elle-même. Si votre médecin pense que c'est la meilleure chose à faire pour votre enfant, mais que ce dernier se sent très mal, vous pouvez soulager sa douleur et réduire la fièvre en utilisant des analgésiques en vente libre, tels que ibuprofen (Advil), acétaminophène (Tylénol) ou naproxen sodium (Aleve). Évitez l'aspirine qui peut provoquer le syndrome de Reye, une maladie rare mais potentiellement dangereuse.

Prévenez les infections auriculaires

Évitez de donner le biberon à votre enfant lorsqu'il est couché. Le maintenir en position droite ou surélevée au moment où il boit peut prévenir le blocage des trompes et l'infection qui peut en résulter.

Éloignez votre enfant de la fumée passive. Ceux qui y sont exposés ont tendance à déclencher davantage d'infections auriculaires que les autres.

Pensez-y à deux fois avant de laisser votre enfant utiliser une tétine, surtout entre six et douze mois. On a fait le rapprochement entre les infections d'oreille et l'usage de la tétine chez les bébés appartenant à ce groupe d'âge.

UN MOT SUR L'ALIMENTATION

Modifier l'alimentation de votre enfant l'aidera à guérir plus vite. Les produits laitiers ont tendance à augmenter et à épaissir les mucosités, évitez de lui donner du lait de vache ou des produits assimilés, comme le fromage, les yaourts, le fromage blanc, les glaces et le pudding. Remplacez-les par du lait de soja ou des fromages à base de soja.

Hydratez bien votre enfant toute la durée de l'infection (et en général). Augmenter les liquides permet d'éclaircir les sécrétions de mucosités. Offrez-lui autant d'eau pure, de bouillons ou de jus de fruits dilués que vous le pouvez au cours de la journée.

Diminuez les aliments riches en graisses ou frits, la nourriture vite préparée ou les viandes grasses industrielles, beaucoup plus difficiles à digérer. Et comme toujours, évitez toute denrée traitée : sucre blanc (bonbons, gâteaux, pâtisseries, boissons sucrées), farine et pain blancs et aliments auxquels ont été rajoutés des produits chimiques et des conservateurs.

TRAITEMENT

Ce traitement a pour but de soulager la gêne de votre enfant et d'augmenter les capacités du corps pour qu'il s'auto-guérisse. Si votre enfant souffre d'une infection d'oreille, celle-ci sera probablement accompagnée d'une congestion nasale. Dans ce cas-là, utilisez le traitement relatif au rhume ordinaire *(voir page 71)* en complément des points listés sur ces pages.

Le massage et l'acupressure du visage et des zones entourant l'oreille a pour but de libérer les sinus, les voies nasales et les trompes d'Eustache, de soulager l'inflammation et d'accroître le drainage des oreilles. Toutes ces zones devront être massées deux fois avec douceur. Le visage de votre enfant est délicat et ces points peuvent être très sensibles s'il est malade. Une pression très légère maintenue deux secondes, deux ou trois fois au cours du traitement l'aidera bien plus que vous ne l'imaginez.

Toutes les parties ombrées des illustrations sont utiles pour améliorer l'état de votre enfant. Certaines sont en clair, d'autres en plus foncé. Les zones claires nécessitent moins de travail que les foncées. Travaillez dessus une fois ou deux au cours du traitement. Il vous faudra par contre travailler plus fréquemment sur les zones plus foncées, en ne restant pas plus de trois à cinq secondes à la fois sur chacune d'elles. Si vous traitez un enfant plus grand, un adolescent ou un adulte, vous pouvez repérer les points d'acupuncture à l'intérieur des zones ombrées plus foncées. Mais si vous traitez un bébé ou un jeune enfant, le simple fait de travailler sur la zone entourant un point d'acupuncture produira le résultat recherché. Traitez toutes les zones des deux côtés, droit et gauche, du corps.

Massez votre enfant en douceur. Si vous travaillez sur un bébé, la seule pression nécessaire est celle que vous utiliseriez si vous peigniez avec les doigts ou vous serviez de la souris interne de votre ordinateur portable. Le meilleur moment pour travailler sur votre enfant est lorsqu'il y est disposé. Prenez votre temps, mettez-le à l'aise, relaxez-vous. Ce peut être amusant et agréable pour vous deux. Le moment du traitement associe la joie d'être en contact avec votre petit et le plaisir de pouvoir faire quelque chose qui l'aidera à se sentir mieux.

1. Commencez par un massage du front. Partez des ailes du nez vers la racine des cheveux, puis du point situé au milieu des sourcils vers les oreilles.

2. Massez les pommettes à partir des bords du nez jusque vers les oreilles.
   Les massages du front et du visage permettent de dégager les sinus.

3. Massez autour des oreilles en partant des tempes. Tracez un arc autour des oreilles en descendant vers le cou. Utilisez l'extrémité des doigts et formez de très petits cercles pour masser cette zone.

4. Partez du cou juste sous l'oreille, puis descendez lentement vers la clavicule.
   Un massage doux des muscles du cou – le sterno-cléido-mastoïdien et les scalènes – permettra d'augmenter le drainage lymphatique vers le haut du torse.

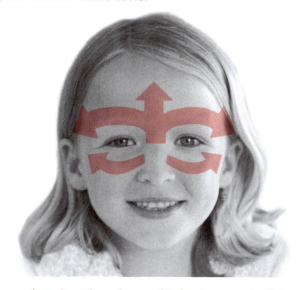

Zones du visage à traiter dans le cas d'infections auriculaires

5. Placez l'extrémité d'un doigt sur le côté du visage, juste devant le « méplat » faisant saillie à l'avant de l'orifice du conduit auditif (le tragus). Comptez de 5 à 8, en maintenant une légère pression sur ce point. (vous saurez que vous êtes à la bonne place si vous sentez le sommet de la pommette de votre enfant sous votre doigt lorsqu'il ouvre et ferme la bouche).
Votre doigt rencontrera trois points à cet endroit : 21 Triple Réchauffeur, 19 Intestin grêle et 2 Vésicule biliaire. Ces points permettent de libérer l'inflammation et de réduire le gonflement dans l'oreille.

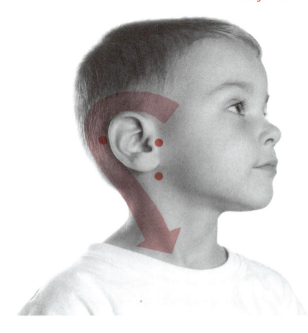

Zones du cou et de la tête à traiter dans le cas de la gêne auditive

6. Pressez doucement le point situé derrière l'oreille sur la ligne horizontale prolongeant le tragus.
11 Vésicule biliaire permet de dissiper une inflammation auriculaire.

7. Pressez doucement le point situé entre l'angle de la mâchoire et l'arrière du crâne, juste sous l'oreille.
17 Triple Réchauffeur permet de soulager une inflammation auriculaire.

8. Massez légèrement la poitrine. Commencez par la partie supérieure du sternum et descendez vers l'estomac. Puis, en partant une fois encore du sternum, massez le haut de la poitrine jusqu'à

l'endroit où les bras rejoignent le corps. Là, votre doigt tombera dans une petite cavité. Insistez particulièrement sur cette zone.

1 et 2 Poumon sont situés dans l'espace où les bras rejoignent le corps, la cavité delto-pectorale, l'intersection du muscle deltoïde et du grand pectoral. La stimulation de ces points améliorera le processus de respiration.

9. Exercez une légère pression sur le point situé entre la séparation de la cage thoracique et le nombril.

   12 Vaisseau Conception est le point où commence le méridien Poumon.

10. Appliquez une douce pression sur le point situé approximativement à 2,5 centimètres sous le nombril.

    L'association du massage de la cage thoracique et du traitement des 12 et 6 Vaisseau Conception aidera à dégager et à détendre le milieu et le bas du torse, permettant au corps de respirer plus profondément et plus facilement.

11. Massez la partie externe du devant du bras, de l'épaule jusqu'au pouce. Insistez sur l'intérieur du bras et la paume de la main. En descendant, portez une attention plus soutenue sur la partie externe de la pliure du coude et la partie charnue du pouce dans la paume de la main.

    5 et 10 Poumon soutiennent le système pulmonaire.

12. Massez le dos de la main entre l'index et le pouce, en exerçant une pression plus prononcée du côté de l'index.

    4 Côlon participe au maintien du système immunitaire.

13. Travaillez sur l'arrière du poignet à environ 2,5 centimètres de sa pliure, entre les deux os de l'avant-bras, dans la ligne du majeur.

    5 Triple Réchauffeur est couramment utilisé dans le traitement des maladies auriculaires.

14. Massez le dos de la main entre les métacarpes, les longs os reliant l'auriculaire à l'annulaire.

    3 Triple Réchauffeur est couramment utilisé dans le traitement des maladies auriculaires.

15. Massez l'extérieur de la jambe, en insistant sur la zone située juste sous le genou.

    36 Estomac travaille avec 6 Rate pour renforcer le système immunitaire.

16. Travaillez sur la partie interne de la jambe à quelques centimètres au-dessus de l'os de la cheville.

    6 Rate travaille avec 36 Estomac pour renforcer le système immunitaire.

17. Massez le haut des épaules entre 2,5 à 5 centimètres du cou.

    La libération des muscles des trapèzes supérieurs permettra de ramollir la musculature du cou et des épaules et favorisera le drainage lymphatique du cou vers le haut du torse. Tous les méridiens yang passent par cette zone. Le relâchement de cette zone contribue à la libre circulation de l'énergie à travers le système.

18. Travaillez sur le haut du dos, entre les omoplates et la colonne vertébrale.

    12, 13 et 15 Vessie améliorent le système respiratoire.

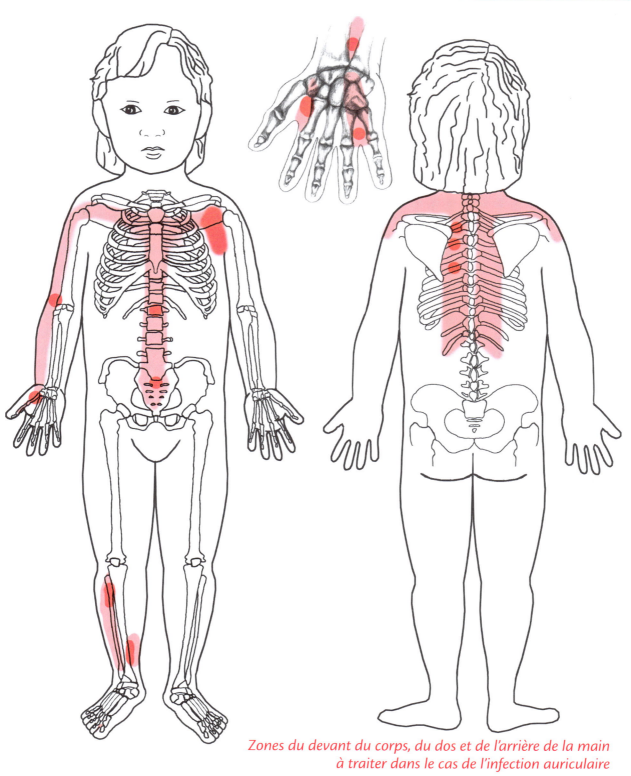

*Zones du devant du corps, du dos et de l'arrière de la main
à traiter dans le cas de l'infection auriculaire*

Infection des sinus

DANS QUEL CAS DEVEZ-VOUS CONSULTER VOTRE MÉDECIN ?

Si votre enfant développe une fièvre pendant plusieurs jours, qui tourne en rhume, ou si son état semble empirer au lieu de s'améliorer au bout d'une dizaine de jours, votre docteur décidera sans doute de vérifier s'il a développé une infection des sinus. Si les symptômes allergiques de votre enfant ne réagissent à aucun de ses médicaments habituels, consultez votre médecin.

QU'EST-CE QUE C'EST ?

Une infection des sinus, ou sinusite, est une infection des poches remplies d'air (les sinus) du visage. Les adultes en possèdent quatre disposés par paire (de chaque côté du visage). Deux d'entre eux sont présents à la naissance : les sinus *ethmoïdes* à l'arête du nez et les sinus *maxillaires* au-dessus des joues. Les sinus *frontaux* (du front) se développent vers l'âge de sept ans et les sinus *sphénoïdes,* que l'on trouve au plus profond du visage, apparaissent vers la dixième année. Le son résonne à travers les sinus lorsque nous parlons ; l'air qu'ils contiennent est tiède et humide lorsque nous respirons. Tout comme les voies nasales, les cavités des sinus produisent du mucus et en sont garnies. Les mucosités sont drainées à travers eux vers les voies nasales. Les symptômes d'une sinusite sont très similaires à ceux d'un rhume ; cependant ce dernier s'améliore en général au bout d'environ une semaine. Si votre enfant souffre d'un rhume, puis développe une sinusite, au lieu de se sentir mieux au bout de sept ou dix jours, son état empirera. Il aura sans doute de la fièvre, le nez qui coule et totalement bouché. Ses mucosités nasales prendront une épaisse couleur verte ou jaune ; il aura du mal à respirer, le tour des yeux gonflé et une toux sèche due à un écoulement post-nasal (les mucosités s'écoulant vers l'arrière de la gorge). La toux risque d'empirer la nuit et de gêner son sommeil. Les enfants plus grands peuvent souffrir de maux de tête et de douleur au visage, ce qui est plus rare chez ceux de moins de sept ans, étant donné que leurs sinus frontaux ne sont pas encore développés.

QUELLES EN SONT LES CAUSES ?

Une inflammation des muqueuses due à un rhume ou à des allergies provoque une infection des sinus. Les muqueuses qui les tapissent se mettent à enfler, bloquant le passage des mucosités vers les voies nasales. Ces cavités encombrées deviennent une base idéale pour le développement des bactéries et des virus.

QUE FAIRE ?

Installez-le confortablement

Si votre enfant ne peut dormir à cause d'un nez bouché ou d'une toux due à l'écoulement post-nasal, placez un humidificateur ou un vaporisateur dans sa chambre pour éviter que ses muqueuses ne s'assèchent. L'air sec des maisons durant les mois d'hiver assèche les voies respiratoires et provoque des mucosités plus épaisses et plus collantes. Ces appareils humidifieront l'air, rafraîchiront les muqueuses sèches, réduiront l'épaisseur des mucosités et faciliteront la respiration. Si vous les utilisez, veillez à les nettoyer régulièrement en suivant la notice de fabrication.

Versez deux gouttes d'huile d'eucalyptus près de son oreiller pour l'aider à déboucher son nez et à mieux respirer.

La difficulté à s'endormir peut être due à une toux causée par un *écoulement post-nasal*, c'est-à-dire l'écoulement des mucosités à l'arrière de la gorge. Aidez-le en surélevant le haut de son torse. En faisant ainsi et en appuyant sa tête sur deux oreillers, il sera capable d'avaler les mucosités plus aisément.

Apprenez-lui à respirer profondément et à se moucher doucement au moment où il prend sa douche ou dans une salle de bain pleine de vapeur.

Si votre enfant se sent vraiment mal ou a de la fièvre, demandez à votre médecin si vous pouvez lui donner de l'acétaminophène (Tylenol) ou de l'ibuprofène (Advil). Évitez l'aspirine qui peut provoquer le syndrome de Reye, une maladie rare mais potentiellement dangereuse.

Prévenez la sinusite

Si vote enfant a un rhume ou une allergie, faites tout ce qui est en votre pouvoir pour évacuer ses mucosités. Des sprays ou gouttes nasales spécialement conçus pour les enfants aideront à humidifier et à dégager les voies nasales.

L'utilisation d'un humidificateur ou d'un vaporisateur dans votre maison permet d'humidifier l'air chaud et sec durant la saison hivernale. La chaleur sèche peut assécher et irriter les muqueuses, les rendant plus sensibles à l'inflammation. Si vous vous servez de ces appareils, assurez-vous de les nettoyer régulièrement en suivant les recommandations indiquées sur la notice.

Si votre enfant est enclin aux sinusites ou s'il souffre d'allergies, éloignez-le des environnements enfumés.

UN MOT SUR L'ALIMENTATION

Les produits laitiers ont tendance à augmenter la production des mucosités ; évitez de donner du lait ou tout autre produit à base de lait de vache à votre enfant malade, à savoir : fromages, yaourts, fromage blanc, glace et pudding. Essayez de les remplacer par du lait de soja ou des fromages à base de soja.

Augmenter les liquides aide à désépaissir les sécrétions de mucus – eau, jus de fruits dilués, bouillons et tisanes sont idéals. Essayez de lui en faire boire au moins un litre par jour.

Fruits et légumes frais ou bouillis, poulet et poisson au naturel sont faciles à digérer pour un enfant malade.

Diminuez les aliments riches en graisses ou frits, la nourriture vite préparée ou les viandes grasses industrielles, beaucoup plus difficiles à digérer. Et comme toujours, évitez toute denrée traitée : sucre blanc (bonbons, gâteaux, pâtisseries, boissons sucrées), farine et pain blancs et aliments auxquels ont été rajoutés des produits chimiques et des conservateurs.

TRAITEMENT

Traiter la tête et le visage de votre enfant permettra de dégager ses voies nasales et ses sinus et d'accroître le drainage lymphatique. Le but est de lui faciliter la respiration et de réduire l'inflammation.

Toutes les zones de traitements figurant sur les illustrations doivent être massées très doucement deux fois. Votre enfant a un visage délicat et ces points peuvent être très sensibles s'il est malade. Une pression extrêmement légère maintenue durant deux secondes, deux ou trois fois au cours du traitement sera bien plus efficace que vous pourriez le croire. Traitez ces zones des deux côtés, droit et gauche, du corps.

Si la fièvre accompagne la sinusite, y adjoindre le traitement spécifique de la page 151 n'en sera que plus bénéfique.

1. Commencez par un massage du front. Partez de l'arête du nez jusqu'à la naissance des cheveux ; puis, à partir du point situé au milieu du front, dirigez-vous vers les oreilles.
   Le massage du front permettra d'augmenter le drainage des sinus frontaux et ethmoïdes.

2. Massez doucement les pommettes en partant du nez, juste sous les yeux. Glissez les mains vers les oreilles.
   Masser les pommettes permettra d'accroître le drainage des sinus maxillaires.

3. Exercez une légère pression sur la zone située juste entre les sourcils.
   Le point supplémentaire Yintang est souvent utilisé en association avec Taiyang et 4 Côlon dans le traitement de la congestion des sinus.

4. Exercez une légère pression à l'endroit où commencent les sourcils.
   2 Vessie est utilisé pour dégager le nez et les sinus congestionnés.

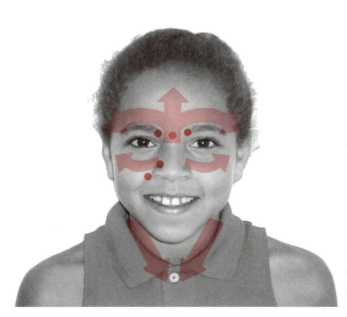

5. Pressez doucement le point situé sur les tempes entre la partie externe des sourcils et le bord externe de l'œil.
   Le point supplémentaire Taiyang est souvent utilisé en association avec Yintang et 4 Côlon dans le traitement des congestions des sinus.

6. Exercez une légère pression sur les côtés du nez, au-dessus des ailes des narines.
   Le point supplémentaire Bitong est traditionnellement utilisé pour libérer une congestion nasale.

Zones du visage et du cou à traiter dans le cas des infections des sinus

7. Pressez doucement les points situés de chaque côté des narines.
   20 Côlon est utilisé pour évacuer la congestion des voies nasales.

8. Massez en partant du cou, en partant sous l'oreille et en descendant vers la clavicule.
   Un léger massage des muscles du cou – le sterno-cléido-mastoïdien et les scalènes – permettra d'augmenter le drainage lymphatique dans le haut du torse.

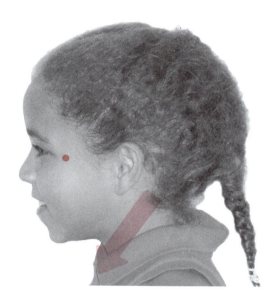

Zones des tempes et du cou à traiter dans le cas des infections des sinus

9. Massez le haut de la clavicule en commençant à l'endroit où elle rejoint le sternum et en vous dirigeant vers l'épaule.
   Le massage de cette zone permettra d'augmenter le drainage lymphatique vers le torse.

10. Massez le point qui se trouve à l'extérieur du coude, à l'endroit de sa pliure.
    11 Côlon est utilisé dans le traitement des inflammations et des fièvres.

11. Massez doucement le dos de la main entre l'index et le pouce, 4 Côlon.
    4 Côlon est généralement utilisé en association avec Yintang et Taiyang dans le traitement des congestions des sinus.

12. Refaites les étapes 1 et 2, le massage léger du front et des joues, pour terminer le traitement en douceur.

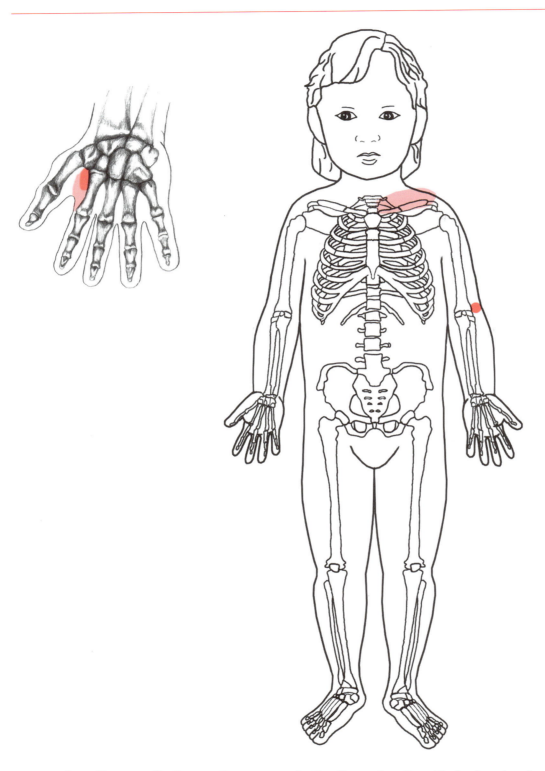

Zones de traitement du devant du corps et du dos des mains dans l'infection des sinus

Toux

DANS QUEL CAS DEVEZ-VOUS CONSULTER VOTRE MÉDECIN ?

Consultez votre médecin immédiatement si votre enfant tousse en crachant du sang, a des difficultés à respirer, respire plus rapidement que d'habitude ou bien si ses lèvres se teintent d'une couleur brunâtre ou bleuâtre. Prenez conseil auprès de votre médecin si votre enfant a développé une toux persistante accompagnée d'une fièvre avoisinant les 39°C, s'il a mal à la poitrine, si sa respiration est sifflante ou s'il émane des sons inhabituels en respirant. Si votre bébé de moins de trois mois tousse depuis plusieurs heures, mieux vaut l'amener chez le médecin.

QU'EST-CE QUE C'EST ?

La toux est la manière dont le corps dégage ses voies respiratoires : la gorge et les poumons. La toux est un réflexe, un mécanisme protecteur qui permet d'évacuer les mucosités et autres fluides et de nettoyer les poumons des infections. Même si elle peut générer quelque inquiétude, il est important de se rappeler que, la plupart du temps, cet acte réflexe remplit sa mission pour protéger le corps.

QUELLES EN SONT LES CAUSES ?

Nombreuses sont les causes qui provoquent la toux. La plus fréquente est le rhume, ou une autre infection virale ordinaire telle que la grippe, qui disparaîtra de lui-même ; les antibiotiques n'accélèrent pas la guérison d'une infection virale. Une toux accompagne souvent un rhume, suivie de congestion et d'écoulement nasal. Les mucosités s'écoulent à l'arrière de la gorge, générant un écoulement post-nasal irritant et parfois gênant. C'est cet écoulement qui provoque la toux. Celle-ci est grasse et ample ; si l'enfant est assez grand, il sera capable de faire remonter les mucosités, sinon, il en avalera une bonne partie. Dans ce cas, la quinte de toux pourra se terminer par des vomissements ; si ceux-ci ne persistent pas, il n'y a aucune raison de s'inquiéter.

La plupart du temps, une toux due à un rhume ordinaire se calmera après quatre ou cinq jours, bien qu'elle puisse se prolonger une dizaine de jours. Si votre enfant vous semble en forme et n'a pas de fièvre, il se porte probablement bien et la toux disparaîtra d'elle-même. Mais si une fièvre de plus de 39°C se rajoute à la toux et dure plus de trois ou quatre jours, il est préférable de consulter le médecin, ne serait-ce que pour vous assurer que ce n'est pas une infection bactérienne telle qu'une sinusite ou une pneumonie.

La laryngite produit une toux semblable à un aboiement. Les allergies, tout comme les infections virales telles qu'un rhume ou une grippe, peuvent provoquer une laryngite. C'est une inflammation des voies respiratoires supérieures. Ces voies supérieures font partie du tuyau d'air situé dans la gorge, la trachée. Le larynx et les voies aériennes qui mènent aux poumons (les bronches) peuvent aussi être touchés par la laryngite. Cette dernière se déclenche souvent au milieu de la nuit, de manière soudaine, alors que votre enfant se repose ou dort. Sa respiration devient difficile et émet un son cassant, sifflant et bruyant. Il peut avoir une légère fièvre et une douleur à la poitrine.

Généralement la laryngite semble pire qu'elle ne l'est réellement. Étant une infection virale, les antibiotiques ne sont d'aucun secours. Si votre enfant s'éveille avec une laryngite, vous pouvez l'aider à mieux respirer en l'amenant dans une salle de bain emplie de buée ou près d'une fenêtre ouverte à l'air frais. Il sera bien plus rassuré si vous vous asseyez avec lui, quel que soit l'endroit où vous l'installez, et passera une meilleure nuit. Si vous suspectez une laryngite chez votre enfant, consultez votre médecin.

La bronchite est une inflammation des bronches, les voies aériennes de la partie supérieure rejoignant les poumons. Chez les enfants, la bronchite est généralement due à une infection virale. Elle peut suivre un rhume ordinaire et prendre le nom de « rhume de poitrine ». Sa toux sèche et opiniâtre très reconnaissable dure entre sept et quatorze jours, voire plus. Votre enfant peut souffrir d'une légère fièvre et de quelques douleurs dans la poitrine et le dos accompagnant la toux. Au fur et à mesure que le corps se remet, la toux sèche devient plus grasse et il est alors capable d'expulser les mucosités. C'est un bon signe – le processus approche de sa fin. Si vous pensez que votre enfant souffre d'une bronchite, consultez votre médecin. Si elle est due à une infection virale, aucun antibiotique ne pourra accélérer la guérison.

La coqueluche, ou toux aspirante, est une infection bactérienne très contagieuse. De fortes quintes de toux peuvent se déclencher qui se terminent par un son aspirant lorsque l'enfant inspire (d'où son nom). Grâce à l'usage régulier du vaccin DTC utilisé pour prévenir la diphtérie, le tétanos et la coqueluche, cette infection est heureusement plus rare de nos jours. Si la toux de votre enfant prend un son aspirant, ou s'il a été récemment en contact avec quelqu'un atteint de coqueluche, consultez immédiatement votre médecin. Celui-ci prescrira probablement des antibiotiques pour cette infection bactérienne.

Qu'est-ce que le VRS ?

Le virus respiratoire syncytial (VRS) est l'une des causes les plus courantes de maladies respiratoires chez les bébés et les enfants. C'est un virus très contagieux. Le VRS est en général plus actif en hiver et durant les premiers mois du printemps et se transmet, comme la grippe, par contact avec une personne infectée ou par des objets qu'elle a touchés. La plupart des enfants ont été exposés au VRS avant l'âge de deux ans. Ces infections peuvent être assez légères et dans ce cas-là, les symptômes disparaîtront d'eux-mêmes en quelques jours. Cependant, chez certains enfants, particulièrement les bébés et les très jeunes, le VRS peut générer une infection au plus profond des poumons, telle que la pneumonie ou la bronchiolite, une inflammation des voies aériennes pulmonaires les plus petites.

À ses débuts, le VRS se traduit le plus souvent par des symptômes semblables à ceux d'un rhume : écoulement nasal, mal de gorge et toux. En général, les enfants le combattent et il disparaît. Cependant, s'il se transforme en bronchiolite, la toux de votre enfant sera profonde et vous pourrez entendre un sifflement à l'expiration. Sa respiration sera très rapide ou difficile. Il refusera sans doute de manger et semblera très irritable.

Si le VRS entraîne une pneumonie, votre enfant respirera très rapidement ; il se plaindra de douleur à la poitrine et une fièvre pourra accompagner la toux.

Si vous suspectez une bronchiolite ou une pneumonie chez votre enfant, consultez votre médecin pour un traitement médical.

QUE FAIRE ?
Installez-le confortablement

Encouragez votre enfant à boire plus que d'ordinaire. Les liquides aideront à éclaircir les mucosités qu'il pourra alors avaler ou recracher plus facilement. Des liquides chauds feront merveille ; essayez la limonade tiède ou faites des tisanes en y diluant du gingembre à boire tout au long de la journée. Évitez les jus acides tels que le jus d'orange, qui peut irriter la gorge déjà bien malmenée par la toux.

N'envoyez pas votre enfant à la garderie ou à l'école si vous pensez qu'il est en phase contagieuse, s'il a de la fièvre (même légère), s'il est fatigué ou n'a pas d'entrain et semble couver quelque chose. Le laisser rester un jour ou deux à la maison peut prévenir l'aggravation de la maladie et éviter qu'il partage son rhume avec d'autres. Votre enfant plus grand et pratiquant de nombreuses activités extrascolaires devrait suspendre ses entraînements le temps nécessaire à la récupération.

Si vous n'envoyez pas votre enfant à l'école et le gardez chez vous, installez-le dans une pièce dont la température est tiède et stable. Laissez-le se reposer. Repos et sommeil sont les meilleurs guérisseurs. Le corps le sait.

S'il a des difficultés à respirer la nuit ou est incapable de dormir à cause d'un rhume, servez-vous d'un humidificateur ou d'un vaporisateur pour humidifier l'air. L'air sec des maisons durant les mois d'hiver assèche les voies respiratoires et rend les mucosités plus épaisses et plus collantes. Ces appareils humidifieront l'air, rafraîchiront les muqueuses sèches, réduiront l'épaisseur des mucosités et faciliteront la respiration. Veillez à les nettoyer régulièrement en vous conformant à la notice de fabrication.

Si votre enfant est réveillé par une toux semblable à celle d'une laryngite, installez-vous avec lui dans une salle de bain emplie de buée pendant quinze à vingt minutes. L'humidité de l'air l'aidera à mieux respirer. Vous pouvez également l'asseoir près d'une fenêtre ouverte où il pourra respirer un air froid et rafraîchissant.

Les antibiotiques n'accélèrent en aucun cas la guérison d'une infection virale. On s'interroge beaucoup sur la valeur des antihistaminiques, des anti-hyperémies, des antitussifs et de nombreuses autres préparations en vente libre. Si la toux de votre enfant est due à un rhume ou à un virus, laissez-la suivre son cours, sauf si votre médecin vous conseille autre chose. Si votre enfant n'est pas en forme ou a de la fièvre, demandez à votre médecin si vous pouvez lui donner de l'acétaminophène (Tylenol) ou de l'ibuprofène (Advil). Évitez l'aspirine qui pourrait provoquer le syndrome de Reye, une maladie rare mais potentiellement dangereuse.

Évitez-lui de tomber malade

La meilleure façon de prévenir la propagation d'une maladie est de vous laver régulièrement les mains et d'apprendre à vos enfants à faire de même, soigneusement et le plus souvent possible. Savon et eau chaude ou une lotion à base d'alcool sont une bonne solution. (Ceux étiquetés antibactériens ne sont pas nécessaires et peuvent même contribuer à augmenter la résistance des bactéries aux antibiotiques). Rhumes, grippes et nombreux autres virus ou maladies sont générés par le contact des mains. Apprenez à vos enfants à se laver les mains après s'être touché le visage, après avoir toussé ou éternué ou après s'être mouchés, s'ils ont un rhume. Il est possible de leur éviter de tomber malade en leur enseignant à faire de même avant de manger, après avoir été aux toilettes, après avoir joué dehors, après avoir joué avec ou touché leur animal de compagnie ou après avoir côtoyé quelqu'un porteur de la maladie. De simples petites choses peuvent faire une énorme différence.

Apprenez à vos enfants à utiliser des mouchoirs en papier pour se couvrir la bouche et le nez lorsqu'ils toussent ou éternuent. Veillez à ce qu'ils les jettent immédiatement après usage. Si vous n'avez pas de mouchoirs en papier sous la main, conseillez-leur de tousser ou d'éternuer dans le creux de leur bras (à la pliure du coude) plutôt que dans leurs mains. Non seulement vous empêcherez les gouttelettes de se propager dans les airs, mais il y aura moins de possibilités que vos enfants contaminent des objets en les touchant. (S'ils n'ont pas de manches longues, assurez-vous qu'ils se lavent également les bras avec soin !)

Encouragez vos enfants à ne pas porter à la bouche jouet, crayon, et toute autre chose qui ne se mange pas.

Lavez fréquemment les jouets et les autres objets, y compris les télécommandes, les claviers d'ordinateur, les téléphones, pour qu'ils ne deviennent pas sources de maladie. Évitez de partager le même verre, les couverts et les serviettes si quelqu'un de la famille souffre d'un rhume. Lavez ou changez les verres, y compris ceux de la salle de bain, après chaque utilisation. Changez la brosse à dents de votre enfant dès qu'il sera guéri.

UN MOT SUR L'ALIMENTATION

Modifier l'alimentation de votre enfant l'aidera à se remettre rapidement. Les produits laitiers ont tendance à accroître la production des mucosités du corps, c'est pourquoi il est préférable de ne pas lui donner de lait de vache ou d'autres produits laitiers, tels que fromages, yaourts, fromage blanc, glace et pudding. Essayez de les remplacer par du lait de soja ou des fromages à base de soja.

Augmenter les liquides aidera à désépaissir les sécrétions de mucus ; donnez à votre enfant de l'eau, des jus de fruits dilués et des bouillons et tisanes. Les bouillons de poulet feront merveille.

Fruits et légumes frais ou bouillis, poulet et poisson au naturel sont faciles à digérer pour un enfant malade.

Limitez les aliments riches en graisse ou frits, la nourriture vite préparée ou les viandes grasses industrielles, beaucoup plus difficiles à digérer, particulièrement si votre enfant a tendance à vomir après une quinte de toux. Et comme toujours, évitez au maximum toute denrée traitée : sucre blanc (bonbons, gâteaux, pâtisseries, sodas), farines et pains blancs, et tout aliment contenant des produits chimiques ou des conservateurs.

TRAITEMENT

Quel que soit le type de toux dont souffre votre enfant, un traitement aidera à détendre les muscles de sa poitrine et à améliorer sa respiration. Si une congestion nasale ou un écoulement post-nasal semble être la cause de sa toux, ajoutez le traitement des sinus de la page 105 à celui-ci.

Toutes les parties ombrées des illustrations indiquent les endroits où agir pour que votre enfant se sente mieux. Certaines sont plus claires que d'autres. Les parties les plus claires nécessitent moins de travail que les foncées. Travaillez sur les premières une ou deux fois au cours du traitement. Travaillez sur les secondes plus fréquemment, en ne restant pas plus de trois à cinq secondes à la fois sur chaque zone. Si vous traitez un enfant plus grand, un adolescent ou un adulte, vous pouvez localiser les points d'acupuncture à l'intérieur des zones plus foncées. S'il s'agit d'un bébé ou d'un jeune enfant, le fait de travailler sur la zone entourant le point produira l'effet désiré. Traitez les deux côtés, droit et gauche, du corps.

Massez votre enfant en douceur. Si vous travaillez sur un bébé, la seule pression nécessaire est celle que vous utiliseriez si vous peigniez avec les doigts ou pour vérifier si un gâteau est assez cuit. Le meilleur moment pour travailler sur votre enfant est lorsqu'il y est disposé. Prenez votre temps ; mettez-le à l'aise, relaxez-vous. Ce peut être amusant et agréable pour vous deux.

1. Commencez par masser doucement la poitrine. Partez du haut du sternum puis descendez vers la partie supérieure de l'estomac.

2. Revenez en haut du sternum, massez la partie supérieure de la poitrine jusqu'à la zone ou les bras rejoignent le corps. Là, vos doigts tomberont dans une petite cavité. Insistez un petit peu plus sur cet endroit.

En toussant, les muscles de la poitrine vont naturellement se resserrer à un endroit où à un autre. Masser ces zones permettra de libérer les muscles pectoraux (le grand pectoral et le petit pectoral) qui ont pu développer des bandes tendues et des points Trigger après une période de toux prolongée. 1 et 2 Poumon se trouvent dans la cavité delto-pectorale, l'intersection du muscle deltoïdien et du grand pectoral, à l'endroit où le bras rejoint le corps. Une stimulation de ces points améliorera le système respiratoire.

3. Exercez une légère pression sur les points situés entre les espaces formés par les côtes, là où elles rejoignent le sternum.
   22 et 26 Rein sont couramment utilisés pour traiter la toux et les autres problèmes respiratoires.

4. Massez la partie inférieure de la cage thoracique en partant du centre vers les flancs.
   Les muscles abdominaux et pectoraux s'interconnectent à cet endroit. Libérer les tissus de cette zone permettra à votre enfant de respirer plus profondément.

5. Exercez une légère pression sur le point situé entre la séparation de la cage thoracique et le nombril.
   12 Vaisseau Conception est le point où commence le méridien Poumon.

6. Exercez une légère pression sur le point situé à environ 2,5 centimètres sous le nombril.
   6 Vaisseau Conception ouvre la « mer de l'énergie » dans le Réchauffeur inférieur. L'association du massage de la cage thoracique et du traitement des 12 et 6 Vaisseau Conception aide à ouvrir et à détendre les parties médiane et inférieure du torse, permettant au corps de respirer plus profondément et plus aisément.

7. Massez le bord externe du devant des bras. Exercez une légère pression sur la zone de la pliure du coude, sur la partie inférieure du renflement de l'avant-bras, à environ un tiers de son extrémité, puis à 2,5 centimètres environ au-dessus du poignet, ainsi qu'à sa pliure.
   5 Poumon est utilisé pour soulager la toux et approfondir le souffle. 6 Poumon est utilisé au début des affections respiratoires. 7 Poumon est couramment utilisé avec 22 Vaisseau Conception dans le traitement de la toux. 9 Poumon est généralement utilisé avec 4 Côlon dans le traitement des problèmes respiratoires.

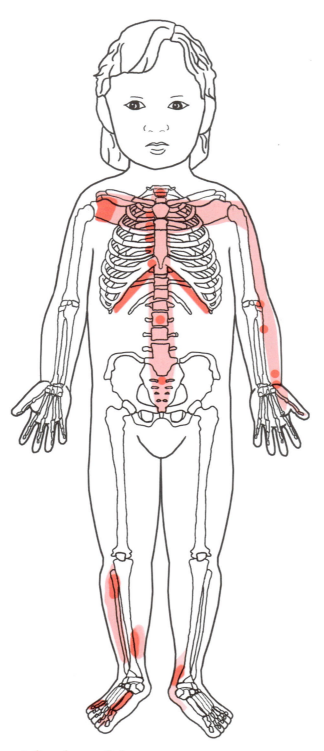

Zones de traitement dans le cas de la toux

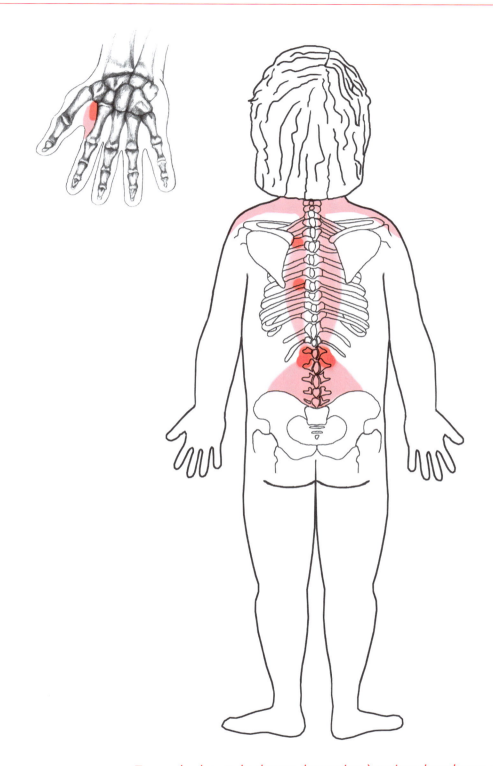

Zones du dos et du dessus des mains à traiter dans le cas de la toux

Toux

8. Massez légèrement le dos de la main entre l'index et le pouce.
   4 Côlon est couramment utilisé avec 9 Poumon dans le traitement des problèmes respiratoires. 4 Côlon travaille avec 7 Rein pour renforcer le système immunitaire.

9. Exercez une légère pression sur le haut de l'encoche où se rejoignent les clavicules, juste au-dessus du sternum.
   22 Vaisseau Conception est généralement utilisé avec 7 Poumon dans le traitement de la toux.

10. Massez l'extérieur de la jambe en portant une attention particulière sur la zone située juste sous le genou.
    36 Estomac travaille avec 6 Rate pour renforcer le système immunitaire.

11. Travaillez sur l'intérieur de la jambe, à plusieurs centimètres au-dessus de l'os de la cheville.
    6 Rate travaille avec 36 Estomac pour renforcer le système immunitaire.

12. Massez autour de l'os interne de la cheville, en commençant à environ 2,5 centimètres au-dessus et en descendant vers la cambrure du pied.
    7 Rein soutien le système respiratoire. Il travaille avec 4 Côlon pour renforcer le système immunitaire.

13. Massez le haut des épaules, sur une largeur de 2,5 à 5 centimètres environ, de chaque côté du cou.
    Le relâchement des parties supérieures des trapèzes permettra de ramollir la musculature du cou et des épaules et favorisera le drainage lymphatique à travers cette zone. Chacun des méridiens yang passe à cet endroit. Son relâchement contribuera à libérer le flux énergétique à travers le système.

14. Massez doucement la zone située entre les omoplates et la colonne vertébrale, en vous concentrant sur les régions situées juste à côté de la partie supérieure de l'omoplate et sa partie la plus basse.
    13 Vessie, à côté de l'épine de la scapula (omoplate), et 17 Vessie, près de son angle inférieur, sont généralement utilisés dans le traitement de la toux.

15. Massez légèrement le bas du dos, de la partie inférieure de la cage thoracique jusqu'aux parties supérieures du bassin.
    Le carré des lombes enfoui profondément dans le bas du dos, se contracte souvent sous l'effet de la toux. Libérer ce muscle facilitera la respiration. 24 Vessie et 52 Vessie permettront de renforcer le système.

Asthme

DANS QUEL CAS DEVEZ-VOUS CONSULTER VOTRE MÉDECIN ?

Une crise aiguë d'asthme peut relever des urgences ! Appelez le 15 (Samu) ou le 18 (Pompiers) ou amenez votre enfant aux urgences s'il respire bruyamment ou si sa toux est violente et qu'il est incapable de reprendre son souffle, si sa respiration est très rapide ou difficile au point de devoir faire appel à ses muscles abdominaux pour respirer, si ses narines se dilatent lorsqu'il respire, s'il a des difficultés à parler par manque de souffle, s'il se plaint d'oppression ou de douleurs à la poitrine ou si ses lèvres et ongles prennent une teinte bleutée.

Faites examiner votre enfant par votre médecin s'il a des difficultés à respirer à cause de la toux ou de l'asthme, s'il semble manquer de souffle ou s'il se plaint d'une sorte d'oppression ou une « drôle de sensation » dans la poitrine.

Consultez votre médecin si les rhumes de votre enfant se terminent toujours en rhumes de poitrine, si les exercices, les jeux, les rires ou les crises de colère déclenchent des séries de toux ou une respiration sifflante ou s'il se réveille fréquemment au milieu de la nuit avec une toux sèche ou asthmatique.

QU'EST-CE QUE C'EST ?

L'asthme est la maladie infantile chronique et persistante la plus courante. Au cours de la dernière partie du vingtième siècle, elle est devenue de plus en plus fréquente. Le remède est encore à trouver, cependant il est presque toujours possible de la gérer et de la contrôler. Votre médecin pourra vous fournir des explications sur l'état de votre enfant et ses réactions spécifiques. Vous comprendrez comment se manifeste son asthme et apprendrez à établir un plan de traitement afin de le contrôler. La vaste majorité des enfants souffrant d'asthme peuvent vivre – et le font certainement – une vie normale et heureuse.

L'asthme, appelé aussi maladie réactive des voies aériennes, est une inflammation chronique des voies aériennes des poumons : les bronches et les bronchioles plus petites. Cette inflammation les rend hyperréactives à la présence de substances contenues dans l'air tout autour de nous, telles que les allergènes, les irritants et les polluants. Lorsque les voies aériennes sont enflammées, elles réagissent souvent en présence de substances irritantes par l'augmentation de la sécrétion des mucosités, le gonflement des muqueuses qui tapissent les voies aériennes et la contraction des muscles qui les entourent. Il s'ensuit une oppression des voies aériennes, qui fait obstruction à la libre circulation de l'air. C'est cette contraction qui rend la respiration difficile. La circulation de l'air entrant et sortant des poumons est obstruée. C'est ce blocage qui produit la toux caractéristique ou la respiration bruyante associée à l'asthme.

Ce processus inflammatoire s'installe chez tous ceux qui sont exposés à des substances irritantes à des degrés divers. Cependant, si la personne souffre d'asthme, la réaction des voies aériennes est multipliée. Une crise d'asthme peut entraîner un sérieux manque de souffle et une diminution importante des niveaux d'oxygène dans le sang.

Les symptômes les plus courants de l'asthme sont la toux, la respiration sifflante (un son sifflant très aigu audible ou non), des difficultés respiratoires, un manque de souffle et une toux sèche sans mucosité qui gêne le sommeil nocturne de l'enfant. L'oppression dans la poitrine, les difficultés à dormir et l'incapacité de suivre le rythme de jeu des autres enfants à cause de gênes respiratoires sont des signes plus subtils d'asthme chez l'enfant.

L'asthme est un état chronique ; il n'existe aucun remède et les symptômes peuvent persister des mois, voire des années d'affilée. Ils peuvent s'améliorer à certains moments, mais ne disparaissent jamais. Seul, un petit pourcentage d'enfants semble surmonter leur asthme en grandissant, au moment de l'adolescence ou au début de l'âge adulte. La raison pour laquelle tel ou tel enfant entre dans cette catégorie n'a pas encore été définie. Si vous vous demandez si votre enfant a de l'asthme, posez-vous les questions suivantes relatives à son comportement :

- Votre enfant a-t-il eu des problèmes respiratoires fréquents ou récurrents durant ces derniers mois ou au cours de l'année ?
- Entendez-vous une respiration sifflante lorsque votre enfant respire ?
- Tousse-t-il fréquemment, en particulier la nuit ?
- Les exercices, les jeux ou les rires déclenchent-ils la toux ?

- Lorsqu'il attrape un rhume, la toux apparaît-elle immédiatement et semble-t-elle durer très longtemps malgré les remèdes administrés ?
- A-t-il des rhumes ou toux fréquents ou récurrents ?
- A-t-il souffert de pneumonie ou de bronchiolite ?
- Votre enfant ou d'autres membres de votre famille souffrent-ils d'allergies ?
- A-t-il de l'eczéma ?
- De fortes odeurs, telles que le parfum ou la fumée de tabac, le font-ils tousser ?
- Tousse-t-il lorsqu'il est excité, pleure ou fait une crise de colère ?
- Se plaint-il souvent d'une douleur à la poitrine ou d'avoir une « drôle de sensation » à cet endroit ?
- Les muscles de sa poitrine et de son cou sont-ils inhabituellement tendus pour un enfant de son âge ?
- Avez-vous l'impression qu'il manque parfois de souffle ?
- Semble-t-il respirer très rapidement ?

Si vous avez répondu oui à plusieurs de ces questions, parlez de ces symptômes avec votre médecin. Il diagnostiquera plus aisément l'asthme chez un enfant plus âgé en utilisant des tests pulmonaires permettant de mesurer la capacité des poumons à faire entrer l'air.

QUELLES EN SONT LES CAUSES ?

La plupart des enfants qui développent de l'asthme ont tendance à être très allergiques ; d'autres membres de la famille souffrent probablement d'allergies et parfois d'asthme. Les allergènes (tout ce qui cause des allergies), les irritants et les changements climatiques jouent souvent un rôle dans l'apparition de l'asthme.

Les allergènes d'intérieur courants – parcelles de poussière, plumes, moisissures, poils d'animaux ou débris de cafards – servent de déclencheurs chez les personnes sujettes à l'asthme. La poussière et le pollen font partie des allergènes d'extérieur. Les allergènes alimentaires les plus courants sont le lait de vache, le blé, le soja, les œufs, les cacahuètes et les noisettes ; Il est très rare qu'ils déclenchent de fortes crises d'asthme ; ils peuvent cependant engendrer de légères réactions qui, au fil du temps, provoqueront une inflammation secondaire persistante des voies respiratoires. Ceci peut entraîner une plus grande sensibilité et réactivité lors de l'inhalation d'allergènes et d'irritants. Si vous pensez que votre enfant a des allergies qui déclenchent son asthme, demandez à votre médecin de procéder à des tests afin de réduire toutes les causes éventuelles qui peuvent lui rendre la vie difficile.

Les irritants, ces substances qui irritent les voies respiratoires et déclenchent l'asthme, englobent la fumée des cigarettes et cigares, les polluants de l'air et les fortes odeurs telles que les émanations de peinture ou les parfums. Bien que la pollution de l'air ne puisse être évitée, nous pouvons limiter notre exposition aux produits cités et à d'autres odeurs âpres.

Les conditions climatiques peuvent générer de l'asthme : air froid, pollen au printemps, poussière à l'automne.

Outre les allergènes et les irritants, il arrive souvent que l'exercice déclenche de l'asthme : courir avec d'autres enfants ou participer à un match sportif peut provoquer une crise. Il en est de même si l'enfant a un rhume, une infection virale ou une infection chronique des sinus.

Les déclencheurs de l'asthme sont nombreux. Vous pourrez en éviter certains, mais pas d'autres. Malgré tout, une observation attentive de votre enfant accompagnée d'un bon programme de traitement que vous aurez établi avec votre médecin permettront de bien gérer le problème.

QUE FAIRE…

Observez attentivement votre enfant pour noter les premiers signes de difficulté respiratoire. Faites preuve d'une force apaisante s'il a peur et craint de déclencher une crise. Sachez que vous pouvez l'aider ; sachez que, au fur et à mesure qu'il grandit, vous pouvez lui apprendre à gérer lui-même le problème. Montrez-lui ce qu'il doit faire et travaillez avec lui pour l'aider à comprendre l'importance et la valeur de chaque action qui pourra le soutenir.

Collaborez avec un médecin que vous connaissez et en qui vous avez confiance pour établir un programme d'action pour contrôler l'asthme de votre enfant. Non seulement il vise à réduire les symptômes quotidiens, mais aussi le niveau d'inflammation des voies aériennes qui entraîne l'obstruction et la crise d'asthme. Un plan d'action vous donnera aussi une idée claire sur la manière d'agir en cas de crise.

Faites faire des tests allergéniques à votre enfant pour déterminer les substances qui déclenchent son asthme. Ils permettront de définir ce qu'il devrait éviter.

Bannissez toute fumée de cigarette ou de cigare autour de votre enfant et évitez les endroits où il peut être exposé à la fumée passive.

Si vous avez une cheminée dans votre maison, veillez à faire nettoyer le conduit et l'âtre régulièrement pour assurer son bon fonctionnement.

Évitez le plus possible d'exposer votre enfant à la poussière ou aux débris occasionnés par les travaux de construction de la maison, y compris la peinture et le traitement des sols.

Écartez votre enfant des émanations de solvants : peinture, colle industrielle, décapants de meubles, émanations d'essence, de parfum, de vernis à ongle et de dissolvants.

Nettoyez votre maison avec soin et passez régulièrement l'aspirateur pour enlever la poussière, les poils d'animaux et les débris. Ceci inclut les tapis, les tentures, les coussins et les peluches.

Vaporisez une protection anti-allergénique sur son matelas et son oreiller. Lavez régulièrement ses draps.

Écartez votre enfant des zones de moisissures, y compris les caves, les feuilles humides et les déchets des jardins. Évitez de sortir lorsque le pollen, la pollution ou les niveaux d'ozone sont particulièrement élevés.

Encouragez-le à boire tout au long de la journée : eau, jus de fruits dilués, tisanes et bouillons. Les liquides éclairciront les sécrétions de mucosités, l'aideront à les évacuer de ses bronches et lui permettront de mieux respirer.

Recommandez-lui d'entreprendre une activité physique une fois l'asthme maîtrisé et les symptômes atténués. Ses poumons seront mieux conditionnés et plus efficaces au fur et à mesure qu'ils s'habitueront à l'exercice physique.

UN MOT SUR L'ALIMENTATION

Les constituants des aliments que nous ingérons forment les composants de notre corps. Réfléchissez à cette idée : par le biais d'une force qui nous dépasse largement, mon corps est fait de la même matière dont est composée cette Terre. Mon corps essaie de lutter contre une maladie chronique. Quelle est la meilleure façon de le nourrir ? Comment prendre soin de lui ?

Selon moi, il est essentiel de lui donner les nutriments dont il a besoin, en évitant les substances qu'il ne peut digérer ou assimiler facilement. Je pense que les aliments cultivés naturellement sont les meilleurs pour nous, mais qu'ils le sont bien davantage pour ceux qui se luttent contre une infection chronique.

Essayez le plus possible de nourrir votre enfant avec des aliments biologiques ; ils sont exempts de fertilisants chimiques, d'antibiotiques, d'hormones et d'hormones de croissance ; ils ne contiennent pas d'OGM (organisme génétiquement modifié), de produits chimiques, de conservateurs ou d'additifs ; ils ne sont ni altérés ni transformés, d'aucune façon. Ce sont des aliments tels que les a conçus la nature. La nourriture bio est plus facile à obtenir de nos jours. Dans la limite de vos possibilités, essayez de l'inclure dans l'alimentation de votre enfant et dans la vôtre.

Les aliments allergéniques les plus courants sont le lait de vache (et donc tous les produits qui en contiennent), le blé, le soja, les œufs, les cacahuètes et les noisettes. Même si votre enfant semble n'être allergique à aucun de ces aliments, je pense qu'il serait sage d'en limiter la consommation. Si votre enfant est allergique ou a une certaine sensibilité à l'un d'eux en particulier, éliminez-le de son alimentation.

Tenez compte des suggestions suivantes pour une alimentation saine :

- Nourrissez votre enfant (et vous-même) avec des aliments bien équilibrés et variés.
- Des protéines complètes telles que de la viande maigre de bœuf et de porc, de la volaille, du poisson, des œufs ou des produits laitiers à faible teneur en graisse participent au bon développement des tissus. Viande, volaille et produits laitiers naturels ou biologiques sont issus d'animaux élevés humainement, sans antibiotiques ni hormones. C'est le choix adéquat, s'ils sont disponibles. Même si votre enfant n'est pas allergique aux produits à base de lait, nombreux sont ceux qui ont constaté que le lait de vache et les autres produits laitiers (fromage, yaourt, glace et pudding) augmentaient la production des mucosités. Limitez-en la consommation. Essayez de les remplacer par des produits à base de soja ou de lait de riz.
- Fèves, soja, noix et amandes, céréales complètes sont d'excellentes sources de protéines végétales et devraient entrer dans l'alimentation.
- Choisissez des fruits et des légumes bio et de saison cultivés localement.
- Consommez des céréales et des graines complètes : blé, avoine, riz brun, orge, quinoa. Les produits à base d'ingrédients bio et qui ne contiennent ni additifs industriels ni conservateurs sont les meilleurs.

- Limitez la consommation de votre enfant en hydrates de carbone raffinés, farine blanche et produits au sucre blanc. Certains aliments ne devraient être inclus dans l'alimentation qu'à de spéciales occasions : céréales sucrées, gâteaux, pâtisseries, bonbons et boissons sucrées telles que les sodas ou les boissons gazeuses. Ils contiennent de nombreuses calories et n'ont que peu de valeur nutritionnelle.
- Limitez la consommation de nourriture vite préparée ou d'aliments qui contiennent des conservateurs ou des additifs chimiques. Il est extrêmement important de lire les étiquettes. Si vous ne pouvez prononcer le nom d'un ingrédient, c'est probablement un additif artificiel.
- Incitez votre enfant à boire de l'eau pure ou des jus de fruits dilués. Les bébés et les jeunes enfants ne devraient pas boire plus de 120 à 170 millilitres de jus de fruits pas jour. Leur teneur en sucre est souvent élevée. Quand les enfants boivent trop de jus, ils n'ont plus faim pour des aliments plus nutritifs.

TRAITEMENT

Ce traitement a pour but de renforcer le système immunitaire de votre enfant. Il permettra de diminuer l'inflammation, de renforcer sa respiration et de le calmer. Il détendra les muscles de la poitrine, de l'abdomen, du cou et du dos de l'enfant, ceux-là mêmes qui se raidissent tant lorsqu'il a des difficultés à respirer. Une fois contractés, ils ne peuvent se relâcher sans aucune intervention extérieure.

Ce traitement n'est pas censé stopper une crise d'asthme ; son but est de réduire l'inflammation et d'encourager une respiration normale. En d'autres termes, utilisez-le comme un moyen de renforcer le système de votre enfant. Ce sera un outil supplémentaire pour l'aider à contrôler son asthme. Comme tous ceux dont vous disposez pour établir une vie saine, il peut être très puissant s'il est régulièrement utilisé, à savoir une ou deux fois par semaine. Au fil du temps, la valeur de ce traitement deviendra plus claire lorsque vous constaterez que votre enfant n'a plus aussi fréquemment besoin de ses médicaments.

Toutes les parties ombrées des illustrations indiquent les endroits où agir pour que votre enfant se sente mieux. Certaines sont plus claires que d'autres. Les parties les plus claires nécessitent moins de travail que les foncées. Travaillez sur les premières une ou deux fois au cours du traitement. Travaillez sur les secondes plus fréquemment, en ne restant pas plus de trois à cinq secondes à la fois sur chaque zone. Si vous traitez un enfant plus grand, un adolescent ou un adulte, vous pouvez localiser les points d'acupuncture à l'intérieur des zones les plus foncées. S'il s'agit d'un bébé ou d'un jeune enfant, le fait de travailler sur la zone entourant le point produira l'effet désiré. Traitez les deux côtés, droit et gauche, du corps.

Massez votre enfant en douceur. Si vous travaillez sur un bébé, la seule pression nécessaire est celle que vous utiliseriez si vous peigniez avec les doigts ou pour vérifier si un gâteau est assez cuit.

Le meilleur moment pour travailler sur votre enfant est chaque fois qu'il y est disposé. Prenez votre temps ; mettez-le à l'aise, relaxez-vous.

Faites tout d'abord allonger votre enfant sur le dos. Positionnez-vous derrière sa tête pour atteindre facilement son cou. Ceci fait, vous pourrez vous déplacer de manière à ce que votre corps se retrouve face au sien.

1. Massez les muscles du cou en commençant sous les oreilles et en descendant vers les clavicules.
   Les muscles sterno-cléido-mastoïdiens et scalènes soulèvent la cage thoracique durant la respiration. Si cette dernière est laborieuse ou difficile, ces muscles ont une surcharge de travail et peuvent se contracter plus facilement. Masser cette zone permet de relâcher ces muscles.

2. Massez doucement, mais en profondeur, la base du crâne.
   20 Vésicule Biliaire est utilisé dans le traitement de l'asthme.

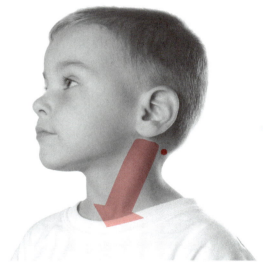

3. Massez légèrement les muscles de la poitrine et de la cage thoracique. Descendez vers le centre de la poitrine en partant de la partie supérieure du sternum jusqu'à l'estomac.
   Un massage à cet endroit-là fera descendre l'énergie de la partie supérieure de la poitrine dans le bas du torse.

Zones du cou dans le traitement de l'asthme

4. Massez en partant du centre de la poitrine vers la zone où les bras rejoignent le corps.
   Le grand pectoral a tendance à se raidir en réaction à une difficulté respiratoire. 1 et 2 Poumon sont situés dans la cavité du delto-pectoral, l'espace où les bras rejoignent le corps à l'intersection du muscle deltoïde et du grand pectoral. Stimuler ces points permet de soutenir le système pulmonaire.

5. Massez les côtés de la cage thoracique, en commençant sous le bras et en descendant jusque dans le bas de la cage. Maintenez les mains à plat sur le corps en travaillant pour ne pas chatouiller cette zone très sensible.
   Le grand dentelé peut développer des points Trigger sous l'effet d'une toux excessive. Le canal de la Vésicule biliaire se trouve sur le côté de la partie supérieure du torse. Une manipulation de cette zone sera très apaisante pour le système. 21 Rate est appelé le point de connexion universelle (luo). Il permet d'équilibrer le yin et le yang.

6. Massez les côtés de la cage thoracique en commençant à l'endroit où elles se séparent du sternum et en vous dirigeant latéralement.
   Les muscles abdominaux et pectoraux s'interconnectent à cet endroit. Libérer les tissus de cette zone permettra à votre enfant de respirer plus profondément.

7. Appliquez une douce pression au sommet de l'encoche où se rejoignent les clavicules, juste au-dessus du sternum.
   22 Vaisseau Conception est couramment utilisé pour traiter les problèmes de poumons.

8. Pressez très légèrement les points situés entre les espaces formés par les côtes à l'endroit où elles rejoignent le sternum.
   22 et 26 Rein sont couramment utilisés pour traiter les problèmes pulmonaires.

9. Exercez une légère pression sur le sternum, juste entre les deux mamelons.
   17 Vaisseau Conception permet d'amplifier la respiration et d'apaiser le corps.

10. Exercez une légère pression sur la ligne médiane située à environ 2,5 centimètres sous l'endroit où les côtes se séparent du sternum.
    15 Vaisseau Conception permet de diminuer la sensation de plénitude dans la poitrine.

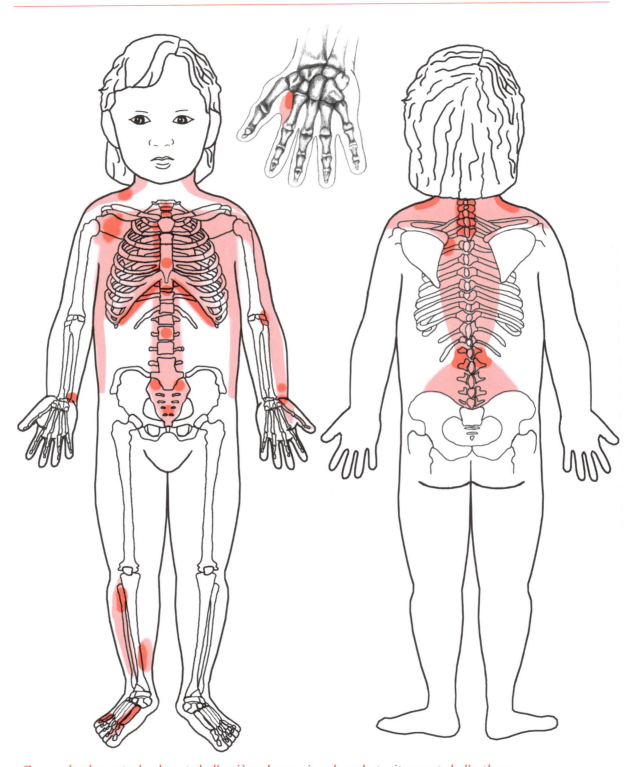

Zones du devant, du dos et de l'arrière des mains dans le traitement de l'asthme

11. Exercez une légère pression sur le point situé entre le nombril et la séparation de la cage thoracique sur la ligne médiane du corps.
    12 Vaisseau Conception aide à renforcer le système.

12. Massez le haut des épaules en commençant à l'endroit où le cou rejoint les épaules et en travaillant latéralement vers l'intersection des épaules et des bras.
    La partie supérieure des trapèzes a tendance à se contracter lors de difficultés respiratoires. Masser cet endroit permettra de les détendre. 21 Vésicule biliaire, situé sur le sommet de l'épaule, est utilisé dans le traitement de l'asthme.

13. Massez la partie extérieure du devant du bras en commençant par l'épaule et en descendant vers la partie charnue du pouce.
    Suivre le passage du méridien Poumon stimule le système pulmonaire.

14. Exercez une légère pression sur la partie externe de la pliure du coude, sur le devant du bras.
    5 Poumon est utilisé pour rétablir une bonne respiration.

15. Exercez une légère pression sur le point situé à environ 2,5 centimètres au-dessus de la pliure du poignet, côté pouce.
    7 Poumon est utilisé pour rétablir une respiration profonde. Il est utilisé avec 22 Vaisseau Conception dans le traitement des problèmes respiratoires.

16. Pressez doucement le point situé sur la pliure du poignet, à l'intersection du pouce et de la main.
    9 Poumon est utilisé pour renforcer les poumons. On lui adjoint 4 Côlon dans le traitement des problèmes respiratoires.

17. Massez légèrement la zone située dans le pli du poignet, côté auriculaire.
    7 Cœur permet d'apaiser le mental.

18. Massez doucement le dos de la main entre l'index et le pouce.
    4 Côlon est couramment utilisé avec 9 Poumon dans le traitement des problèmes respiratoires.

19. Massez le bas du ventre en commençant juste sous le nombril.
    4 Vaisseau Conception permet de renforcer le système.

20. Exercez une légère pression sur le point situé juste à côté du nombril.
    16 Rein est utilisé pour renforcer le système immunitaire.

21. Massez l'extérieur du devant de la jambe, en partant du dessous du genou jusqu'à la cheville. Insistez sur la zone située à environ 5 centimètres sous le genou et au milieu de la jambe.
    36 et 40 Estomac permettent de renforcer le système. 36 Estomac est utilisé avec 6 Rate pour renforcer le système immunitaire.

22. Massez l'intérieur de la jambe à quelques centimètres au-dessus de la cheville.
    6 Rate est utilisé avec 36 Estomac pour renforcer le système immunitaire.

23. Massez autour des chevilles internes, en commençant à environ 2,5 centimètres au-dessus de la cheville et en descendant vers la cambrure du pied.
    7 Rein permet de stimuler le processus respiratoire. Il agit avec 4 Côlon pour renforcer le système immunitaire.

24. Massez le haut des épaules en insistant sur la zone comprise entre 2,5 et 5 centimètres du cou.
    Le relâchement de la partie supérieure des trapèzes permettra de ramollir la musculature du cou et des épaules. Tous les méridiens yang passent par cette zone. Le fait de la relâcher contribue à la libre circulation de l'énergie à travers le système. 21 Vésicule biliaire, le point le plus haut du muscle du sommet de l'épaule, est utilisé dans le traitement de l'asthme. Le massage autour de la 7C-1D, au plus près de la colonne vertébrale, là où le cou rejoint le haut du corps, est traditionnellement utilisé dans le traitement de l'asthme.

25. Massez le dos en partant des épaules et en descendant de chaque côté de la colonne vertébrale vers le bas du dos et le bassin. Insis-

tez sur le haut du dos et le creux des reins, la zone juste au-dessus du bassin.

26. Exercez une légère pression sur le point situé derrière le haut de l'omoplate.

   13 Vessie situé au bord de la tranche de l'omoplate est utilisé dans le traitement des troubles respiratoires.

27. Exercez une légère pression sur les points compris entre le bas de la cage thoracique et le bassin, à côté de la partie supérieure des lombaires.

   23 et 52 Vessie, au niveau de la seconde vertèbre lombaire, permettent de renforcer le système. Le carré des lombes, au plus profond du bas du dos, se contracte souvent sous l'effet de la toux. Le relâchement de ce muscle permet de libérer la respiration.

Conjonctivite

DANS QUEL CAS DEVEZ-VOUS CONSULTER VOTRE MÉDECIN ?

Une conjonctivite infectieuse est très contagieuse. Si vous suspectez une conjonctivite ou une infection oculaire chez votre enfant, consultez votre médecin qui confirmera le diagnostic. Si les yeux de votre enfant sont irrités, enflammés, rouges ou gonflés pendant plus de vingt-quatre heures, s'il se plaint de douleur dans les yeux, d'une sensibilité à la lumière, de trouble ou faiblesse inhabituelle de la vision, s'il bat souvent des paupières et que ses yeux sont excessivement larmoyants, consultez votre médecin.

QU'EST-CE QUE C'EST ?

La conjonctivite, communément appelée « yeux rouges » est une inflammation de la membrane claire et fine qui entoure l'œil, située sous la paupière, la conjonctive. Le terme « yeux rouges » transcrit parfaitement ce qui se passe : la partie blanche du globe oculaire se teint de rose ou de rouge. Votre enfant peut se plaindre d'avoir quelque chose dans l'œil, et les yeux qui pleurent beaucoup. En se réveillant le matin, il aura l'impression que son œil reste collé ; en fait, il est recouvert d'une couche de croûte et difficile à ouvrir à cause de l'écoulement qui s'en échappe en conséquence de l'inflammation. Il peut ressentir une douleur ou une démangeaison dans l'œil et avoir une vision voilée accompagnée d'une certaine sensibilité à la lumière.

La conjonctivite est très courante chez les enfants. C'est l'une des cinq raisons principales – avec les maux de gorge, les rhumes, les infections auriculaires et les grippes intestinales – pour lesquelles un enfant manque l'école. La conjonctivite peut toucher un seul œil ou les deux et être très contagieuse. L'enfant peut rester contagieux jusqu'à deux semaines après l'apparition du premier symptôme.

QUELLES EN SONT LES CAUSES ?

La conjonctivite est le plus souvent due à un virus, mais peut aussi être provoquée par une bactérie ou une allergie. Les formes virales comme bactériennes sont toutes deux très contagieuses et se transmettent par simple contact avec une personne porteuse. Elle est malheureusement très répandue chez les enfants et, les enfants étant des enfants, elle se propage à grande vitesse parmi eux.

La conjonctivite virale entraîne un écoulement d'eau ou de mucosité oculaire. Elle dure généralement entre sept et dix jours et ne répond à aucun traitement antibiotique.

La conjonctivite bactérienne produit un écoulement de l'œil abondant, épais, jaune ou vert. Votre petit se plaindra de douleur à l'œil ; celui-ci ainsi que la paupière pourront paraître gonflés. Le médecin prescrira un antibiotique. Une fois le traitement commencé, les symptômes devraient se résorber au bout de cinq jours.

La conjonctivite allergique est la rougeur qui accompagne les allergies. Contrairement aux conjonctivites virale et bactérienne, elle n'est pas contagieuse. En général, les deux yeux sont rouges, pleurent et démangent. D'autres facteurs allergiques sont souvent présents : éternuements, démangeaisons nasales accompagnées d'écoulements, gorge irritée. Les allergies saisonnières, le pollen, les poils d'animaux et la poussière sont des causes typiques de conjonctivite allergique.

Mon nouveau-né a les yeux larmoyants, est-ce un signe de conjonctivite ?

Il n'est pas rare pour un enfant de naître avec un conduit lacrymal partiellement bouché, une affection connue sous le nom d'obstruction du conduit naso-lacrymal. Ce blocage entraîne un larmoiement continuel du coin interne de l'œil, le drainage des mucosités et la formation de croûte sur les cils. En général, il disparaît de lui-même au bout de quelques mois.

Vous pouvez tenter de dégager le conduit par un massage très léger de la zone, trois à quatre fois par jour. Du bout d'un doigt bien nettoyé – celui dont l'ongle est le plus court – massez doucement la zone entre le coin interne de l'œil et l'arête du nez. Formez huit à dix petits cercles, d'un toucher délicat mais ferme. Ce seul toucher méticuleux est suffisant pour permettre au conduit de s'ouvrir.

QUE FAIRE ?
Installez-le confortablement

Nettoyez ses yeux deux fois par jour avec un tissu propre et doux trempé dans de l'eau tiède. (Si votre enfant fait une conjonctivite allergique, utilisez une compresse fraîche pour soulager ses yeux). Demandez-lui de fermer les deux yeux, ou l'un après l'autre, selon ce qu'il supportera le mieux. Passez le tissu sur son œil fermé en partant de l'intérieur vers l'extérieur. Utilisez une partie propre pour chacun des yeux. Vous pouvez le faire le matin lorsqu'il se réveille pour lui « décoller » les yeux. Remplacez le tissu après chaque usage pour éviter de réinfecter l'œil. Si vous utilisez un bol d'eau tiède pour tremper le tissu et lui faire des compresses, veillez à ne pas y retremper la partie du tissu que vous avez utilisée pour ne pas risquer de contaminer l'eau.

Recommandez à votre enfant de ne pas se frotter les yeux, même s'ils sont irrités ou gênants. Servez-vous d'une compresse tiède pour soulager et nettoyer ses yeux. Vous pouvez utiliser soit de l'eau tiède, soit des sachets tièdes composés d'herbes permettant de soulager le gonflement et l'inflammation des yeux. Versez une cuillère à café ou deux sachets d'infusion oculaire dans deux cent cents millilitres d'eau tiède que vous laisserez infuser cinq à sept minutes. Utilisez l'infusion tiède pour baigner ses yeux durant dix minutes une ou deux fois par jour. Là encore, veillez à ne pas retremper la partie du tissu dont vous vous êtes servi.

Limitez le temps passé devant la télévision, l'ordinateur ou les jeux vidéo. Les activités qui ne sollicitent pas la concentration des yeux, telles que la musique ou les jouets, seront moins fatigantes.

N'envoyez pas votre enfant à la garderie ou à l'école tant que les symptômes de conjonctivite infectieuse n'ont pas disparu. Gardez-le quelques jours à la maison pour éviter que sa maladie ne s'aggrave ou qu'il ne transmette son infection à d'autres. Si votre enfant plus grand pratique de nombreuses activités extrascolaires, dispensez-le des entraînements pendant la période de contagion.

Si vous le gardez à la maison, veillez à ce qu'il soit dans un espace où la température est chaude et stable et où la lumière n'est pas trop vive. Le repos et le sommeil sont les meilleurs guérisseurs. Le corps le sait ; utilisez sa sagesse à votre avantage.

Prévenez la conjonctivite

Lavez-vous les mains régulièrement et apprenez à votre enfant à faire de même, particulièrement s'il a été en contact avec une personne malade. Un savon et de l'eau chaude ou une lotion pour les mains à base d'alcool (les produits antibactériens ne sont pas nécessaires) est le moyen le plus facile de prévenir la diffusion de la maladie. Les contacts de main à main et avec des objets infectés sont sources de nombreuses maladies, y compris la conjonctivite.

Exhortez votre enfant à ne pas se toucher les yeux. S'il touche son visage ou ses yeux, envoyez-le se laver les mains ou utilisez un tampon à base d'alcool.

Lavez régulièrement la literie et les serviettes et évitez de les partager avec d'autres membres de la famille.

Essayez de ne pas trop vous approcher d'un autre enfant souffrant de conjonctivite.

UN MOT SUR L'ALIMENTATION

Modifier l'alimentation de votre enfant l'aidera à guérir rapidement. Les produits laitiers ont tendance à accroître la production des mucosités du corps, c'est pourquoi il est préférable de ne pas lui donner de lait de vache ou d'autres produits qui en contiennent, tels que fromage, yaourt, fromage blanc, glace et pudding. Essayez de les remplacer par du lait de soja ou des fromages à base de soja.

Augmenter les liquides aidera à désépaissir les sécrétions de mucus ; donnez à votre enfant de l'eau, des jus de fruits dilués, des bouillons et des tisanes. Vous pouvez lui faire boire une infusion d'herbe pour les yeux. Fruits et légumes frais ou bouillis, poulet et poisson au naturel, sont faciles à digérer lorsque vous tentez de combattre une infection.

Évitez de lui donner des aliments riches en graisses ou frits, de la nourriture vite préparée ou des viandes grasses industrielles souvent difficiles à digérer.

Et comme toujours, éloignez de lui toute denrée traitée : sucre blanc (bonbons, gâteaux, pâtisseries, sodas), farines et pains blancs, et tout aliment contenant des produits chimiques ou des conservateurs.

TRAITEMENT

Les zones et les points utilisés dans ce traitement ont pour but de calmer et de réduire l'inflammation à l'intérieur et autour des yeux. Certains points servent à renforcer le système. Servez-vous de ce traitement si votre enfant a une conjonctivite. Il peut aussi être utilisé pour apaiser une tension ou une douleur oculaire. Si votre enfant montre des symptômes de rhume associés à une conjonctivite, utilisez les points des pages 78 et 81 pour l'aider à se rétablir.

Toutes les parties ombrées des illustrations sont utiles pour améliorer l'état de votre enfant. Certaines sont en clair, d'autres en plus foncé. Les zones claires nécessitent moins de travail que les foncées. Travaillez dessus une fois ou deux au cours du traitement. Il vous faudra par contre travailler plus fréquemment sur les zones plus foncées, en ne restant pas plus de trois à cinq secondes à la fois sur chacune d'elles. Si vous traitez un enfant plus grand, un adolescent ou un adulte, vous pouvez repérer les points d'acupuncture à l'intérieur des zones ombrées plus foncées. Mais si vous traitez un bébé ou un jeune enfant, le simple fait de travailler sur la zone entourant un point d'acupuncture produira le résultat recherché. Traitez toutes les zones des deux côtés, droit et gauche, du corps.

Utilisez un toucher très doux. Si vous travaillez sur un bébé, la seule pression nécessaire est celle que vous utiliseriez si vous peigniez avec les doigts ou pour vérifier si un gâteau a fini de cuire.

Le meilleur moment de travailler sur votre enfant est celui où il est réceptif. Prenez votre temps ; mettez-le à l'aise ; relaxez-vous.

1. Commencez par un massage du front en passant sur et au-dessus des sourcils. Partez de l'arête du nez, suivez les sourcils jusqu'aux tempes.

2. Massez les parties supérieures des pommettes en commençant par le nez et en finissant par les tempes.
   Le massage du front et des pommettes apaisera toute tension musculaire qui accompagne la conjonctivite. Il permettra de réduire les gonflements et d'augmenter le drainage lymphatique de cette zone.

3. Exercez une légère pression sur le point situé au-dessus de l'arête du nez entre les sourcils.
   Le point supplémentaire Yintang est utilisé dans le traitement des troubles oculaires.

4. Exercez une légère pression sur le point situé entre l'arête du nez et le bord interne de l'œil.

   1 Vessie est utilisé dans le traitement des troubles oculaires. Le conduit lacrymal se trouve légèrement au-dessous de ce point.

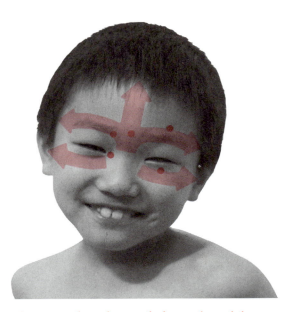

Zones du visage à traiter dans le cas de la conjonctivite

5. Exercez une légère pression sur le bord interne des sourcils.
   2 Vessie est utilisé dans le traitement des troubles oculaires.

6. Pressez le point situé sur le front, juste au-dessus du point médian des sourcils.
   14 Vésicule biliaire est utilisé dans le traitement des troubles oculaires et des maux de tête.

7. Pressez le point situé sur la tempe à mi-chemin entre le bord externe du sourcil et le bord externe de l'œil.
   Le point supplémentaire Taiyang est utilisé dans le traitement des troubles oculaires et des maux de tête.

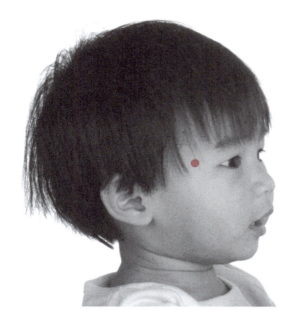

Zone de la tempe à traiter dans le cas de la conjonctivite

8. Exercez une légère pression sur le point situé sous l'œil, sur la partie la plus haute de la pommette.
   1 Estomac est utilisé pour le traitement des troubles oculaires.

9. Travaillez sur le dos de la main entre l'index et le pouce.
   4 Côlon permet de renforcer le système immunitaire.

10. Massez doucement l'intérieur de la jambe en insistant particulièrement sur la zone située juste sous le genou.
    36 Estomac travaille avec 6 Rate pour renforcer le système immunitaire.

11. Massez l'intérieur de la jambe, à quelques centimètres au-dessus de l'os de la cheville.
    6 Rate travaille avec 36 Estomac pour renforcer le système immunitaire.

12. Massez l'espace entre les longs os du gros orteil et du deuxième orteil.
    2 Foie, du côté de l'orteil, permet de réduire l'inflammation. 3 Foie, du côté du pied, est utilisé dans le traitement de l'œil.

13. Massez doucement la partie externe du petit orteil.
    65, 66 et 67 Vessie sont utilisés dans le traitement des troubles oculaires et des maux de tête.

14. Massez doucement l'arrière du cou, en partant de la base du crâne, en descendant le long du cou, puis en vous dirigeant latéralement vers les épaules.
    La libération de la partie supérieure des trapèzes permettra de ramollir la musculature du cou et des épaules. Le massage de cette zone favorisera également le drainage lymphatique de la tête et du cou. Tous les méridiens yang passent par cette zone. Son relâchement contribuera à la libre circulation de l'énergie à travers le système.

15. Passez doucement la main sur le dos, le long de la colonne vertébrale vers le bassin.
    Le massage de cette zone est tout simplement agréable et améliorera l'état de votre enfant dans son ensemble.

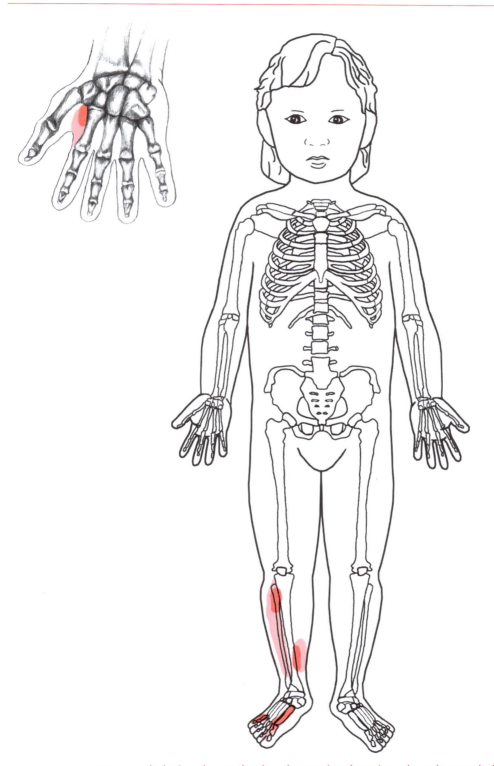

Zones de la jambe et du dos des mains à traiter dans le cas de la conjonctivite

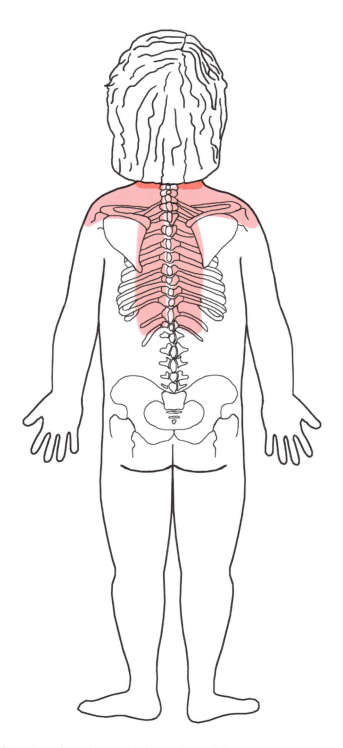

Zones du dos à traiter dans le cas de la conjonctivite

Fièvre

DANS QUEL CAS DEVEZ-VOUS CONSULTER VOTRE MÉDECIN ?

Si votre enfant de moins de trois mois a une fièvre égale ou supérieure à 38°C, s'il a de trois à six mois et que sa fièvre est égale ou supérieure à 39°C ou s'il a entre six et vingt-quatre mois et que sa fièvre atteint 39°C[4], consultez votre médecin.

Si votre enfant est âgé de deux ans ou plus et que sa fièvre dure plus de trois jours, s'il a moins de deux ans et que la fièvre dure plus de vingt-quatre ou trente-six heures, s'il semble indolent, irritable ou inerte, s'il pleure faiblement ou sans pouvoir s'arrêter, s'il a des difficultés à respirer ou à avaler, s'il a très mal à la tête ou au ventre, s'il vomit, a de la diarrhée ou ressent une douleur en urinant, s'il présente une éruption inhabituelle ou si vous soupçonnez une déshydratation (*voir page 163*), appelez votre médecin.

Faites de même si votre enfant a subi une attaque.

Attaque de fièvre

Un faible pourcentage d'enfants peuvent parfois avoir une convulsion ou une attaque due à l'augmentation rapide de la température corporelle. Une crise de fièvre peut être terrifiante pour un parent, mais ne fait généralement aucun mal à l'enfant. Ses premiers symptômes se déclarent par un mouvement convulsif, ses bras et ses jambes battant l'air ; ses yeux peuvent se révulser et il peut perdre connaissance. Une fois la crise passée, il sera probablement très fatigué et aura envie de dormir.

Essayez de garder votre calme dans de tels moments. Sa durée n'est qu'une question de minutes. Avisez-en votre médecin le plus tôt possible. Si la crise dure plus de dix minutes, appelez les urgences.

---

4   L'échelle des températures correspond à une température rectale. Si elle est prise oralement, elle baissera approximativement d'un degré. Un thermomètre électronique rectal est recommandé pour les enfants de moins de trois mois. Les thermomètres électroniques auriculaires conviendront pour les plus âgés.

QU'EST-CE QUE C'EST ?

La température corporelle varie dans la journée, selon les activités dans lesquelles vous vous engagez, la façon dont vous vous habillez et le moment de la journée. Elle est à son point maximal en fin d'après-midi et le soir. On considère habituellement que la température rectale normale est de 37°C. La température prise oralement est d'un demi degré plus bas environ.

La fièvre est une température corporelle élevée. La plupart du temps c'est le moyen qu'emploie le corps pour combattre une infection. Souvent, les parents – particulièrement ceux qui le sont pour la première fois – s'inquiètent lorsqu'ils constatent que leur bébé est fiévreux (surtout lors de la première fièvre d'un nouveau-né). Il est cependant important de se rappeler que la fièvre est un signe du bon fonctionnement des défenses corporelles.

Lorsque le système immunitaire commence à combattre l'infection, la température monte plus que la normale. Le métabolisme, la respiration et le rythme cardiaque augmentent avec la production des globules blancs et des anticorps. Des frissons, des maux de tête, une sensation de faiblesse et un manque d'appétit peuvent accompagner la fièvre. La transpiration est le premier signe indiquant que la température corporelle revient à la normale. C'est ainsi que le corps disperse les excès de chaleur.

Étant donné que c'est l'outil du corps pour combattre l'infection, il n'est pas nécessaire de tenter de faire baisser une fièvre légère (entre 37,5 et 39°C). Les fièvres entre 39 et 40°C sont considérées comme des fièvres modérées, bénéfiques pour le processus de guérison ; cependant, si votre enfant ne se sent vraiment pas bien, vous pouvez lui donner des médicaments antipyrétiques comme l'ibuprofène ou l'acétaminophène. Les fièvres dépassant 40°C peuvent être difficiles à supporter ; la plupart des médecins recommandent de prendre des mesures pour faire baisser la fièvre, sans toutefois l'éliminer. Demandez conseil auprès de votre médecin pour savoir s'il est nécessaire de lui administrer un remède ou si vous n'êtes pas certain de la posologie.

Le comportement de votre enfant, plus que sa température, est une très bonne indication du degré de sa maladie. Certains enfants supporteront une fièvre de 39,5°C et continueront à jouer, à être alerte et heureux. D'autres seront irritables, somnolents et refuseront de manger avec une fièvre de 38,5°C. La plupart du temps, vous saurez évaluer le mal-être de votre enfant simplement en le regardant. Si votre bambin de quatre ans, habituellement infatigable, veut venir se blottir dans vos bras et y rester, vous saurez qu'il est malade sans même prendre sa température.

> **Dois-je lui donner des antipyrétiques (inhibiteurs de fièvre) ?**
>
> Les anti-inflammatoires non stéroïdiens (AINS), tels que l'ibuprofen et l'acétaminophène, sont parfois la première chose à laquelle nous pensons lorsque notre enfant a de la fièvre. Mais rappelez-vous que la température fluctue au cours de la journée et que, lorsque nous sommes malades, un peu de fièvre est parfois nécessaire pour permettre au corps de guérir. Utilisez des médicaments si c'est nécessaire, mais avec précaution et en dernier recours.

QUELLES EN SONT LES CAUSES ?

La fièvre ne n'est pas une maladie en soi ; elle se manifeste en présence d'une infection. Une infection virale est la raison la plus courante de l'apparition de la fièvre chez l'enfant. La fièvre qui l'accompagne peut durer de deux à trois jours et atteindre une température comprise entre 38,5°C et 39,5°C. Une fièvre égale ou supérieure à 40°C doit vous amener à consulter un médecin afin qu'il détermine la source d'infection de votre enfant et puisse la traiter correctement.

QUE FAIRE ?
Installez-le confortablement

Éviter de l'habiller trop chaudement. Un simple vêtement léger ou un pyjama et une couverture légère sont généralement tout ce dont il a besoin pour être dans une situation confortable. Installez-le dans une pièce de la maison où la température est stable et tiède.

Si sa fièvre dépasse 39°C, utilisez une éponge trempée dans de l'eau tiède pour la faire baisser. Évitez l'alcool, qui rafraîchirait la peau trop rapidement, ce qui pourrait déclencher des frissons alors que le corps tente de se réchauffer. Si votre enfant est assez grand, préparez-lui un bain chaud afin qu'il s'y détende une dizaine de minutes. Restez avec lui pour veiller à ce qu'il ne prenne pas froid.

Incitez-le à se reposer. Le repos et le sommeil sont les outils du corps pour s'auto-guérir.

N'envoyez pas votre enfant à la garderie ou à l'école tant que sa température n'est pas redescendue à son degré normal pendant vingt-quatre heures. Il n'est pas rare de se réveiller le matin sans aucune fièvre et en pleine forme, pour constater que la température a remonté à la fin de la journée. Veillez à ce que votre enfant se sente vraiment bien avant qu'il retourne à l'école et à ses activités extrascolaires.

S'il se sent particulièrement mal ou a une fièvre supérieure à 39°C, demandez à votre médecin si vous devez lui donner de l'acétaminophène (Tylénol) ou de l'ibuprofène (Advil). Évitez l'aspirine chez les enfants, qui pourrait provoquer le syndrome de Reye, une maladie rare mais potentiellement dangereuse.

Empêchez-le de tomber malade

Le meilleur moyen d'éviter de tomber malade est de se laver les mains régulièrement et d'apprendre à votre enfant à faire de même. L'usage d'un savon et d'eau chaude ou d'un tampon pour les mains à base d'alcool (les produits antibactériens ne sont pas nécessaires) est le moyen le plus facile de prévenir la propagation de la maladie. Les rhumes, les grippes et bien d'autres maladies sont provoqués par les contacts de main à main. Apprenez à vos enfants à se laver les mains après s'être touché le visage, avoir toussé ou éternué dans leurs mains ou s'être mouché. La prolifération d'une infection peut être évitée s'ils prennent l'habitude de faire de même avant de manger, après avoir utilisé les toilettes, après avoir joué dehors, après avoir joué avec ou touché un animal familier et après avoir côtoyé une personne malade ou enrhumée. De simples petites choses peuvent faire une énorme différence.

Apprenez à votre enfant à utiliser des mouchoirs en papier pour se couvrir la bouche lorsqu'il tousse ou éternue. Veillez à les jeter immédiatement après usage.

Si vous n'en avez pas, conseillez-lui de tousser ou d'éternuer dans le creux de son bras (à la pliure du coude) plutôt que dans ses mains. Non seulement cela empêchera les gouttelettes de se propager dans les airs, mais il y aura moins de risques qu'il contamine les objets en les touchant.

Essayez d'encourager votre enfant à ne pas porter les mains, les jouets, les stylos ou toute autre chose qui ne se mange pas, à la bouche. Lavez régulièrement les jouets et les objets qu'il utilise afin qu'ils ne deviennent pas source d'infection.

Si quelqu'un de la famille est malade, ne mélangez pas son verre, ses couverts et sa serviette avec les autres. Lavez et changez de verres (en particulier ceux de la salle de bain) après chaque usage. Veillez à changer de brosse à dents une fois votre enfant guéri.

UN MOT SUR L'ALIMENTATION

Il est extrêmement important d'augmenter la prise de liquide lorsque votre enfant a de la fièvre, afin d'éviter toute déshydratation. Sans doute refusera-t-il de manger et c'est très bien ainsi. Mais faites-le boire. Siroter de l'eau pure, des jus de fruits dilués, des bouillons et tisanes ou tout autre liquide réhydratant au cours de la journée lui permettra de maintenir une hydratation constante. Des jus de pamplemousse ou d'oranges fraîchement pressés feront merveille. Vous pouvez aussi lui proposer des sorbets aux fruits s'il refuse de boire.

S'il a envie de manger, donnez-lui des aliments faciles à digérer : fruits et légumes frais ou bouillis, œufs, poulet et poisson au naturel. La soupe de poulet est un excellent choix.

TRAITEMENT

Ce traitement peut être utilisé quand votre enfant a de la fièvre. S'il souffre d'autres symptômes, par exemple, si sa gorge est douloureuse ou qu'il tousse, vous pouvez vous servir des traitements relatifs à ces problèmes particuliers et y ajouter ces points-là. En fin de compte, vous traiterez la maladie en même temps que la fièvre.

Toutes les parties ombrées des illustrations sont utiles pour améliorer l'état de votre enfant. Certaines sont plus claires que d'autres. Les zones claires nécessitent moins de travail que les foncées. Travaillez dessus une fois ou deux au cours du traitement. Il vous faudra par contre travailler plus fréquemment sur les zones plus foncées, en ne restant pas plus de trois à cinq secondes à la fois sur chacune d'elles. Si vous traitez un enfant plus grand, un adolescent ou un adulte, vous pouvez repérer les points d'acupuncture à l'intérieur des zones ombrées plus foncées. Mais si vous traitez un bébé ou un jeune enfant, le simple fait de travailler sur la zone entourant un point d'acupuncture produira le résultat recherché. Traitez toutes les zones des deux côtés, droit et gauche, du corps.

Utilisez un toucher très doux. Si vous travaillez sur un bébé, la seule pression nécessaire est celle que vous utiliseriez si vous peigniez avec les doigts ou pour vérifier si un gâteau a fini de cuire.

Le meilleur moment de travailler sur votre enfant est celui où il est réceptif. Prenez votre temps, mettez-le à l'aise. Vous pourrez ainsi vous relaxer tous les deux tout en l'aidant à se sentir mieux.

1. Massez doucement le devant du corps en commençant par le sternum et en descendant vers le ventre.

2. Passez doucement la main sur le haut de la poitrine. Commencez au sternum et dirigez-vous latéralement jusqu'à l'endroit où les bras rejoignent le corps.
   Travailler sur cette zone l'aidera à se relaxer et à libérer la poitrine. Le grand pectoral traverse le haut de la poitrine. Masser cette zone facilitera la respiration.

3. Massez doucement l'extérieur de l'arrière du bras, en partant du haut de l'épaule et en descendant vers le coude, puis vers la main.
   Ce massage suit le parcours du méridien du Côlon.

4. Massez la zone située à l'extérieur du coude, à l'endroit de sa pliure.
   11 Côlon est utilisé dans le traitement des inflammations et des fièvres.

5. Massez le dos de l'index en partant de la partie charnue entre le pouce et l'index et en descendant vers l'ongle.
   1 et 2 Côlon sont utilisés pour traiter les fièvres. 4 Côlon est utilisé pour renforcer le système immunitaire et avec 3 Foie pour apaiser le système.

6. Massez l'intérieur de l'avant-bras, juste au-dessus du poignet.
   6 Péricarde est utilisé pour traiter les fièvres.

7. Massez le majeur, côté paume, en insistant sur son extrémité.
   9 Péricarde est utilisé pour traiter les fièvres.

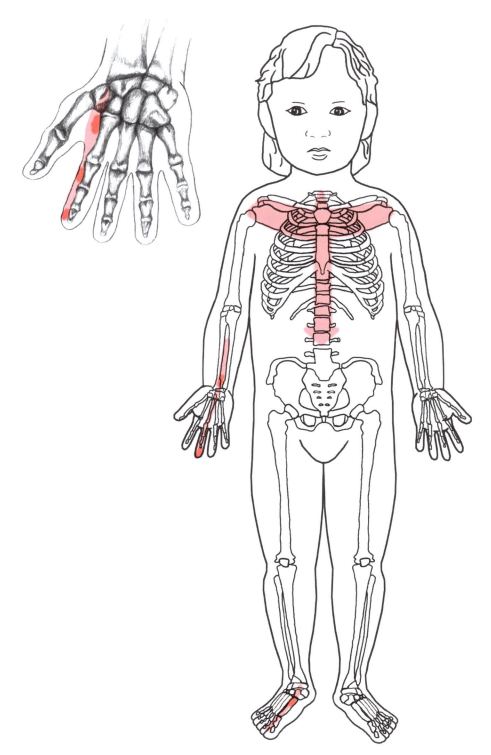

Zones du dos et du devant de la main pour le traitement de la fièvre

FIÈVRE

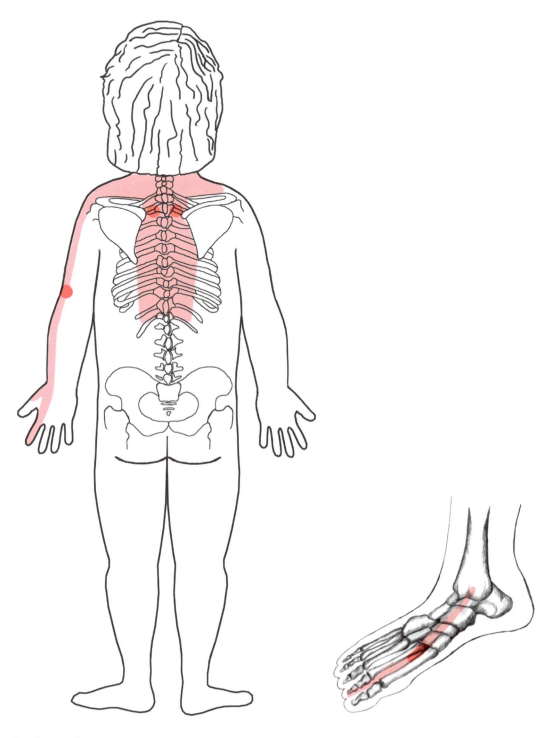

Zones du dos et du pied pour le traitement de la fièvre

8. Massez la zone située entre le gros orteil et le deuxième orteil en insistant particulièrement sur l'endroit où les os de ces orteils rejoignent le pied.
   3 Foie est utilisé avec 4 Côlon pour apaiser le système.

9. Massez le centre de la partie supérieure du dos, particulièrement la partie alignée sur le sommet des omoplates.
   13 Vessie, situé entre le haut de l'omoplate et la colonne vertébrale, est utilisé dans le traitement des fièvres.

10. Passez doucement la main sur le dos, le long de la colonne vertébrale, en descendant vers le bassin.
    Le massage de cette zone est tout simplement agréable et apaisera votre enfant en lui procurant un bien-être dans tout le corps.

Constipation et gaz

DANS QUEL CAS DEVEZ-VOUS CONSULTER VOTRE MÉDECIN ?

Consultez votre médecin si votre bébé ou enfant souffre d'une constipation depuis plus de trois ou quatre jours, si elle est récurrente ou persistante, si elle est accompagnée de vomissements ou d'un refus de s'alimenter, s'il a du sang ou des mucosités dans les selles ou si une coupure ou une égratignure apparaît au rectum.

QU'EST-CE QUE C'EST ?

La constipation est un changement d'habitude des intestins. Chaque intestin a son propre comportement et tout parent attentif connaît ceux de son enfant. En moyenne, les enfants ont des selles quatre fois par jour. Certains enfants n'en ont qu'une fois tous les trois ou quatre jours tout en étant en forme, heureux et plein d'appétit. Cependant, si rien ne se passe le cinquième jour, vous pourrez probablement en déduire qu'il est constipé.

Vers l'âge de deux ans, l'enfant n'aura plus que deux selles par jour, et lorsqu'il atteint quatre ans, il n'en aura probablement plus qu'une, suivant le rythme normal d'un adulte. Si votre enfant ne va pas à la selle pendant quatre ou cinq jours ou si ses selles sont dures et sèches, semblables à des boulettes ou des petites balles sèches, il souffre probablement de constipation. Il peut alors avoir des maux de ventres en forçant.

La constipation est plus courante chez les enfants élevés au biberon que chez ceux qui sont allaités. Le lait maternel est si facile à digérer qu'il arrive souvent que le bébé n'ait aucune déjection pendant une semaine. Si le bébé que vous allaitez n'a eu aucune selle depuis plusieurs jours, mais qu'il semble en pleine forme et mange normalement, vous pourrez probablement en conclure qu'il va bien.

QUELLES EN SONT LES CAUSES ?

La cause la plus courante de constipation chez les bébés et les enfants vient du fait de ne pas avoir assez de liquides ni de fibres dans leur alimentation. Fibres et liquides se combinent pour former les excréments. Une insuffisance en fibres rend les selles trop molles pour qu'elles puissent circuler correctement dans le système ; une insuffisance en liquides génère des selles dures et sèches difficiles à évacuer.

Si votre enfant est encore au biberon, il est possible que le lait ne contienne pas assez d'hydrates de carbone et trop de graisses pour la formation et l'élimination des selles. Prenez conseil auprès de votre médecin si vous avez des interrogations sur le lait en poudre de votre enfant.

Si votre enfant plus grand est constipé, c'est peut-être parce qu'il boit trop de lait de vache. S'il en consomme plus de 300 ou 500 millilitres, c'est sans doute un peu excessif pour son système.

S'il mange des aliments solides, il se peut que sa nourriture ne contienne pas assez de fibres. Des aliments trop traités, riches en farine et sucre blancs, et une consommation excessive de produits laitiers (fromage, yaourt, pudding et glace) peuvent être en cause. Ils sont tous pauvres en fibres et peuvent contribuer à sa constipation.

La constipation chronique s'installe fréquemment entre deux et quatre ans, au moment de l'apprentissage du pot. Si l'enfant a déjà été constipé, il pourra alors se rappeler l'inconfort qu'il a ressenti en essayant de pousser et s'empêchera volontairement de relâcher ses intestins. Ce peut être le début d'un cercle vicieux entraînant une constipation chronique.

QUE FAIRE ?

Si votre bébé ou jeune enfant est constipé, donnez-lui du jus de pruneaux ou de pomme dilué ou du nectar d'abricot. Trente millilitres de jus délayés dans 90 millilitres d'eau pure l'aideront à se dégager.

Si votre petit est constipé et a des difficultés ou des douleurs en essayant d'évacuer les selles, vous pouvez lui donner un suppositoire à la glycérine ou un lavement spécifique pour enfants. (La glycérine étant un aliment et non un médicament, elle ne présente aucun danger pour votre bébé.). Elle fond dans le rectum et la stimulation qui en résulte facilite l'évacuation des selles.

Veillez à ce que votre enfant boive énormément de liquides, principalement de l'eau pure. Donnez-lui de 50 à 100 millilitres d'eau au cours de la journée. Les bébés plus âgés et les enfants devraient boire entre 200 et 350 millilitres d'eau. Si vous l'habituez à boire de l'eau pure alors qu'il est encore bébé, en grandissant, il préférera probablement l'eau aux boissons sucrées.

Si votre bébé est nourri au lait de vache en poudre et a tendance à être constipé, prenez conseil auprès de votre médecin pour trouver une autre marque ou le remplacer par du lait en poudre à base de soja.

Veillez à introduire une grande quantité de fibres dans les aliments de votre bébé de plus de quatre mois qui peut maintenant manger de la nourriture solide. Des fruits, tels que les pommes, les prunes, les pruneaux et les poires, des légumes crus et cuits et des céréales complètes telles que les flocons d'avoine, le riz brun et le son, sont tous de bonnes sources de fibres.

Pris quotidiennement, une petite quantité de yaourt au bifidus actif est bénéfique pour la digestion et l'élimination.

Veillez à ce que la consommation de bananes, de riz et de céréales blanches, de lait de vache et de produits laitiers, d'aliments traités contenant des farines et du sucre blancs ne tienne qu'un minimum de place dans l'alimentation de votre enfant.

TRAITEMENT

Utilisez le traitement suivant chaque fois que votre enfant est constipé, s'il ne se sent pas bien à cause de gaz dans le bas-ventre ou pour l'aider à maintenir une digestion saine et régulière.

Toutes les parties ombrées des illustrations sont utiles pour aider votre enfant à dégager ses intestins. Certaines sont plus clair que d'autres. Les zones claires nécessitent moins de travail que les foncées. Travaillez dessus une fois ou deux au cours du traitement. Il vous faudra par contre travailler plus fréquemment sur les zones plus foncées, en ne restant pas plus de trois à cinq secondes à la fois sur chacune d'elles. Si vous traitez un enfant plus grand, un adolescent ou un adulte, vous pouvez repérer les points d'acupuncture à l'intérieur des zones ombrées plus foncées. Mais si vous traitez un bébé ou un jeune enfant, le simple fait de travailler sur la zone entourant un point d'acupuncture produira le résultat recherché. Traitez toutes les zones des deux côtés, droit et gauche, du corps.

Utilisez un toucher très doux. Si vous travaillez sur un bébé, la seule pression nécessaire est celle que vous utiliseriez si vous peigniez avec les doigts ou pour vérifier si un gâteau a fini de cuire. Ce peut être amusant et agréable pour vous deux. Parlez-lui tout en travaillant. Ce sera une bonne expérience pour vous aussi. Le moment du traitement associe la joie de vous connecter avec votre petit et le plaisir d'être capable de faire concrètement quelque chose pour faire son bonheur et améliorer sa santé.

1. Commencez par un doux massage sur l'estomac et l'abdomen de votre enfant, en partant de la cage thoracique et en descendant vers la partie inférieure du ventre. Recommencez deux ou trois fois.

2. Massez doucement le bas du ventre en partant de l'os de la hanche du côté droit. Remontez sur le côté et travaillez en travers du ventre, au-dessus du nombril. Redescendez ensuite en direction de l'os de la hanche gauche.
   La direction du massage suit le chemin du côlon : il remonte le côlon ascendant du côté droit du corps, traverse le côlon transversal juste au-dessus du nombril et longe le côlon descendant du côté gauche du corps. En travaillant ainsi, vous stimulez l'évacuation des gaz et des matières fécales à travers le côlon jusque vers le rectum où ils seront éliminés.

3. Exercez une légère pression sur le point situé à mi-chemin entre la séparation de la cage thoracique et le nombril.
   12 Vaisseau Conception règle la digestion.

4. Pressez doucement le point situé à mi-chemin entre le 12 Vaisseau Conception et le nombril.
   10 Vaisseau Conception stimule la digestion.

5. Pressez doucement le point situé à environ 2,5 centimètres de chaque côté du nombril.
   6 Vaisseau Conception stimule l'élimination.

6. Pressez doucement la zone située à environ 5 centimètres de chaque côté du nombril.
   25 Estomac permet de soulager la constipation et les maux de ventre.

7. Massez l'extérieur de la jambe, du genou jusqu'à la cheville. Insistez particulièrement sur la zone située à environ 5 centimètres sous le genou.
   Le méridien Estomac se trouve sur la jambe externe. 36 Estomac tonifie toutes les fonctions de la digestion et de l'élimination. 36 Estomac travaille avec 6 Rate pour renforcer le système immunitaire.

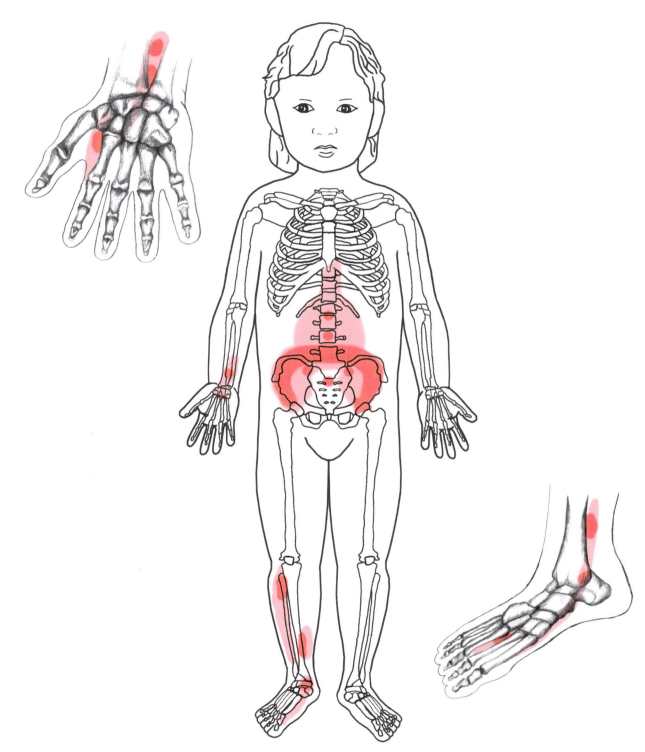

Zones du devant du corps, du pied et du dos de la main pour le traitement de la constipation

8. Massez doucement l'intérieur de la jambe à environ 5 centimètres au-dessus de la cheville.
   6 Rate participe au travail de digestion et d'élimination. Il travaille avec 36 Estomac pour renforcer le système immunitaire.

9. Massez doucement le haut de la cheville interne.
   5 Rate aide à équilibrer le système digestif.

10. Passez doucement les mains entre les longs os conduisant aux deuxième et troisième orteils.
    43 Estomac permet de réduire les maux de ventre.

11. Massez doucement le dos du poignet, à environ 2,5 centimètres au-dessus de sa pliure.
    6 Triple Réchauffeur permet de soulager la constipation. 5 Triple Réchauffeur travaille avec 6 Triple Réchauffeur et 7 Péricarde pour atténuer la douleur associée à la constipation.

12. Massez doucement le dessus du poignet à environ 2,5 centimètres au-dessus de sa pliure.
    7 Péricarde travaille avec 5 et 6 Triple Réchauffeur pour soulager la douleur associée à la constipation.

13. Massez doucement la palmure entre le pouce et l'index.
    4 Côlon aide à soulager la constipation.

14. Exercez une légère pression dans le creux des reins, à l'endroit où la colonne vertébrale rejoint le bassin.
    25 Vessie est utilisé dans le traitement de la constipation.

15. Massez le sacrum, l'os plat situé dans le bas de la colonne vertébrale et qui rejoint le bassin en son centre.
    34 Vessie est utilisé dans le traitement de la constipation.

16. Massez doucement les muscles situés de chaque côté de la colonne, les fessiers et l'arrière des cuisses.
    Le massage de cette zone favorise la relaxation et permet de calmer et d'apaiser.

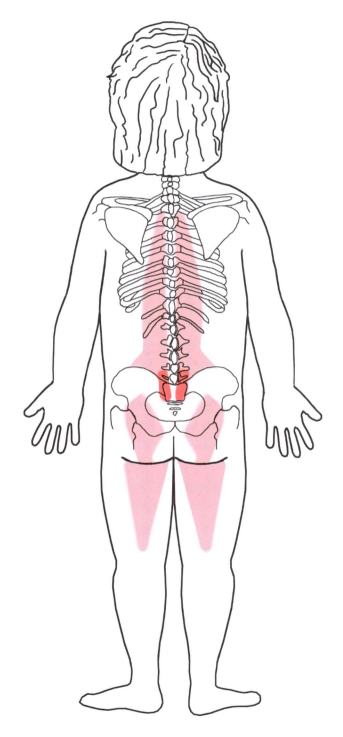

Zones du dos pour le traitement de la constipation

Diarrhée

DANS QUEL CAS DEVEZ-VOUS CONSULTER VOTRE MÉDECIN ?

Consultez votre médecin si votre nouveau-né ou votre enfant de moins de quatre mois souffre de diarrhée, si cette dernière dure plus de quarante-huit heures chez un enfant plus grand ou est accompagnée de vomissements, de fièvre supérieure à 39°C ou de sang dans les selles.

Une diarrhée qui se prolonge au-delà de deux semaines peut être le signe de graves troubles intestinaux ou d'un problème fonctionnel que devra examiner le médecin.

La déshydratation chez un bébé ou un enfant est un sérieux problème, qui doit être réglé au plus vite. Un enfant qui pleure sans produire de larmes, qui n'a pas uriné depuis plus de trois heures, dont la bouche et la langue sont sèches et collantes, qui paraît indolent ou irritable, dont le ventre, les yeux, les joues ou la fontanelle semblent creusés peut souffrir d'une déshydratation. Si votre bébé présente l'un de ces symptômes, contactez immédiatement votre médecin.

Qu'est-ce que la déshydratation ?

La déshydratation peut être un sérieux problème tant chez l'enfant que chez l'adulte, mais tout particulièrement pour les bébés et les jeunes enfants. Un corps est déshydraté s'il n'a pas la quantité de liquide ou d'eau nécessaire pour fonctionner correctement. Nous pouvons aussi nous déshydrater lorsque nous perdons plus d'eau que nous en ingérons. Vomissements, diarrhée, fièvre, fortes suées et urines trop abondantes peuvent également provoquer une perte rapide d'eau. Il est parfois difficile de maintenir un haut niveau de liquide lorsque nous sommes malades. Il arrive souvent que nous n'ayons justement aucune envie de boire lorsque nous souffrons de diarrhées ou de vomissements. C'est pourtant à ces moments précis qu'*il est nécessaire* d'ingérer des liquides.

Si vous ou votre enfant avez la diarrhée, vomissez ou avez de la fièvre, buvez de petites gorgées d'eau, des jus de fruits dilués et des bouillons au cours de la journée. Vous pouvez donner à votre enfant un liquide de réhydratation tel que le Pédialyte. Veillez à ce qu'il urine régulièrement, à ce que sa bouche soit humide et à ce qu'il produise des larmes. Gardez un œil attentif sur votre enfant lorsqu'il est malade ; pensez toujours à la possibilité de la déshydratation et faites ce qu'il faut pour l'éviter. Si vous pensez que votre enfant malade n'a pas pris suffisamment de liquides, parlez-en à votre médecin.

QU'EST-CE QUE C'EST ?

La diarrhée se traduit par des selles molles et liquides qui surviennent plus de trois fois au cours de la journée. C'est un problème très courant chez les enfants, mais qui se règle le plus souvent en un jour ou deux. Si votre bébé souffre de diarrhée, outre des selles molles et fréquentes, il pourra ressentir des crampes et des douleurs abdominales, particulièrement avant l'expulsion. Gonflement, nausée, envie pressante, manque de contrôle intestinal, fièvre et selles sanglantes peuvent aussi accompagner la diarrhée.

Celle-ci peut provoquer une perte de liquide considérable et très rapide ; il est indispensable d'être très attentif et de veiller aux signes de déshydratation qui peuvent causer de sérieux problèmes chez un bébé ou un très jeune enfant.

QUELLES EN SONT LES CAUSES ?

Un bébé ou un enfant peut développer une diarrhée à la suite d'un simple changement de lait en poudre, de l'introduction de nouveaux aliments dans son régime alimentaire, en réaction à un antibiotique, voire parfois lors de la poussée des dents. Ces sortes de diarrhées sont généralement de très courte durée.

Si la diarrhée est due à un virus ou à une bactérie, elle peut être accompagnée d'une légère fièvre et de vomissements. Elle persiste en général deux ou trois jours, bien qu'il puisse y avoir quelques résurgences pendant deux semaines.

Les allergies ou les intolérances alimentaires peuvent provoquer des crampes et des diarrhées après chaque repas. Si c'est le cas, commencez par éliminer le lait et les produits laitiers et voyez comment réagit votre petit ; les allergies au lait sont très courantes chez les enfants. Blé, soja, œufs, cacahuètes et noisettes sont d'autres sources fréquentes d'allergies alimentaires. Éliminez-les si nécessaire. Si les crampes et la diarrhée se prolongent, prenez conseil auprès de votre médecin pour changer l'alimentation de votre enfant.

Des bambins en bonne santé peuvent déclencher une diarrhée après avoir ingéré trop de jus de fruits ou de boissons sucrées. Si votre enfant souffre de diarrhée alors que par ailleurs il respire la santé, demandez-vous s'il ne boit pas trop de boissons à haute teneur en sucre. On recommande généralement aux enfants de ne pas consommer plus de 100 à 150 millilitres de jus de fruits dilués par jour.

Des aliments avariés peuvent entraîner une période de diarrhée courte mais intense et des vomissements éventuels accompagnés parfois d'une légère fièvre.

Les parasites, les troubles intestinaux ou le mauvais fonctionnement intestinal provoquent également des diarrhées qui peuvent durer un certain temps. Si votre enfant fait des crises de diarrhées pendant plus de deux semaines, il est préférable de consulter un médecin pour en déterminer la source.

Qu'est-ce qu'un rotavirus ?

La cause principale de gastro-entérite aiguë chez les nourrissons et les bébés est le rotavirus. Parfois appelé « grippe intestinale » ou « virus intestinal », le rotavirus provoque de fortes diarrhées. Il est très contagieux. Il touche de nombreux enfants vers l'âge de cinq ans. Il se déclare le plus souvent durant les mois d'hiver ou de printemps et c'est l'une des cinq maladies les plus courantes responsables des absences scolaires (avec le rhume ordinaire, l'infection auriculaire, la conjonctivite et les maux de gorge). Ce sont les bébés entre quatre et vingt-quatre mois qui sont le plus exposés, particulièrement ceux qui vont à la garderie. Le virus se transmet au contact des selles d'un enfant infecté. Il est malheureusement présent dans les selles d'une personne infectée bien des jours avant que ne se manifestent les premiers symptômes et peut subsister jusqu'à dix jours après leur cessation.

Se laver les mains est essentiel pour prévenir la propagation du rotavirus. Il est particulièrement important de les laver minutieusement après avoir changé les couches, utilisé les toilettes ou aidé un enfant aux toilettes. Le virus reste actif sur les objets qui ont été manipulés par des mains infectées ; il peut aisément circuler de cette manière. Il peut aussi se transmettre par les gouttelettes de salive ou de mucosité projetées dans l'air lors d'éternuement ou de toux.

L'infection du rotavirus débute généralement par une fièvre, des vomissements et un mal de ventre. La diarrhée suit peu après et peut perdurer entre trois et cinq jours. Les symptômes seront plus ou moins sévères. Comme pour les diarrhées dues à une autre source, le plus important est de pourvoir à la perte de fluide et à la déshydratation chez un enfant infecté par le rotavirus. Soyez extrêmement vigilant !

QUE FAIRE ?
Installez-le confortablement

L'essentiel consiste à réapprovisionner votre enfant en liquide, car celui-ci s'échappe avec la diarrhée. Incitez-le à en boire une petite quantité toutes les heures, une ou deux cuillères à café jusqu'à 60 millilitres. Les mères qui allaitent peuvent continuer. Toutefois, si votre bébé est nourri au biberon et souffre de diarrhée, il pourra avoir quelques difficultés à digérer le lait de vache et il vous faudrait envisager de changer contre un lait en poudre à base de soja. Vous pourrez aussi lui donner un liquide de réhydratation par voie orale, tels que Pédialyte, Ceralyte ou Infalyte. Si votre enfant est plus grand, il peut boire des bouillons, des soupes, des tisanes ou des liquides de réhydratation. Évitez les jus de fruits ou autres boissons sucrées qui peuvent aggraver son état.

Il est important de bien nettoyer les fesses de votre bébé. Les enzymes générées par la diarrhée peuvent endommager sa peau tendre. Une éponge humide ne sera sans doute pas suffisante au moment de changer les couches. Lavez les fesses de votre bébé à l'eau tiède et utilisez une lotion ou une crème protectrice pour protéger sa peau délicate. Peut-il y avoir chose plus inconfortable qu'une diarrhée sur des fesses irritées ?

Évitez la propagation de la diarrhée

Gardez vos mains propres ainsi que les locaux réservés à la toilette de bébé. Lavez-vous bien les mains après avoir manipulé les couches sales. Jetez-les immédiatement et avec précaution.

Apprenez à votre enfant plus grand l'importance de se laver les mains ou d'utiliser un tampon pour les mains à base d'alcool après être allé aux toilettes et avant de manger. Se laver les mains est la manière la plus efficace d'éviter la propagation des maladies.

Veillez à ce que les jouets de votre enfant restent propres en les lavant périodiquement, particulièrement s'il est à l'âge où il porte tout à la bouche.

Changez fréquemment les éponges de cuisine. Il est avéré que, une fois usagées, elles deviennent un nid à bactéries.

UN MOT SUR L'ALIMENTATION

Certains nutritionnistes recommandent de suivre le régime BRAT (banane, riz, compote de pomme et toast), qui permet de resserrer les intestins d'un enfant en âge de consommer des aliments solides. D'autres pensent qu'il est important que l'enfant mange ce qui lui plaît. Cependant, la plupart tombent d'accord sur le fait que les produits laitiers et aliments ou boissons sucrés (y compris ceux contenant des édulcorants artificiels tels que le sorbitol et la saccharine) ainsi que les boissons au carbonate peuvent aggraver la diarrhée et doivent être évités. Voyez ce qui convient le mieux à votre enfant. La clé consiste à se rappeler ce que vous-même ressentiez lorsque vous avez eu la diarrhée. Peut-être mangiez-vous quand vous aviez faim, mais il vous arrivait d'avoir des nausées et de ne pas pouvoir avaler quoi que ce soit. Observez votre enfant, voyez comment il se sent et prenez les initiatives adaptées à son état. Rappelez-vous qu'il est plus important pour lui de boire que de manger.

TRAITEMENT

Ce traitement peut être utilisé pour atténuer le mal-être de votre enfant. Le meilleur moment pour travailler sur lui est celui qui suit l'évacuation des selles, lorsque les intestins sont vides, mais vous pouvez le faire aussi chaque fois qu'il est réceptif.

Toutes les parties ombrées des illustrations sont utiles pour améliorer l'état de votre enfant. Certaines sont en clair, d'autres en plus foncé. Les zones claires nécessitent moins de travail que les foncées. Travaillez dessus une fois ou deux au cours du traitement. Il vous faudra par contre travailler plus fréquemment sur les zones plus foncées, en ne restant pas plus de trois à cinq secondes à la fois sur chacune d'elles. Si vous traitez un enfant plus grand, un adolescent ou un adulte, vous pouvez repérer les points d'acupuncture à l'intérieur des zones ombrées plus foncées. Mais si vous traitez un bébé ou un jeune enfant, le simple fait de travailler sur la zone entourant un point d'acupuncture produira le résultat recherché. Traitez toutes les zones des deux côtés, droit et gauche, du corps.

Utilisez un toucher très doux quand vous massez votre enfant. Si vous travaillez sur un bébé, la seule pression nécessaire est celle que vous utiliseriez si vous peigniez avec les doigts ou en vous servant de la souris incorporée dans votre ordinateur.

Prenez votre temps ; mettez-le à l'aise. Relaxez-vous.

1. Massez doucement la poitrine en commençant au sternum et en descendant vers le ventre.
   Ce traitement fait descendre l'énergie, de la poitrine vers le ventre.

2. Exercez une légère pression sur le point situé à mi-chemin entre la séparation de la cage thoracique et le nombril.
   12 Vaisseau Conception normalise la digestion.

3. Pressez doucement la zone située à environ 5 centimètres de chaque côté du nombril.
   25 et 37 Estomac permettent de soulager les maux de ventre et la diarrhée.

4. Exercez une légère pression sur la zone située à environ un quart de la longueur du bas de l'extérieur de la jambe.
   Le méridien Estomac se trouve sur l'extérieur de la jambe. 37 Estomac travaille avec 25 Estomac pour soulager les maux de ventre et la diarrhée.

5. Massez doucement l'intérieur de la cheville sur le dessus du pied.
   5 Rate permet d'équilibrer le système digestif.

6. Massez doucement les index, les majeurs, les annulaires et les auriculaires, côté paume.
   Ces points soulagent l'indigestion chez les enfants.

7. Massez le bas du dos en descendant vers la partie supérieure du bassin et du sacrum, l'os plat situé à l'extrémité inférieure de la colonne vertébrale.
   25, 26 et 28 Vessie permettent de soulager les maux de ventre et de calmer la diarrhée.

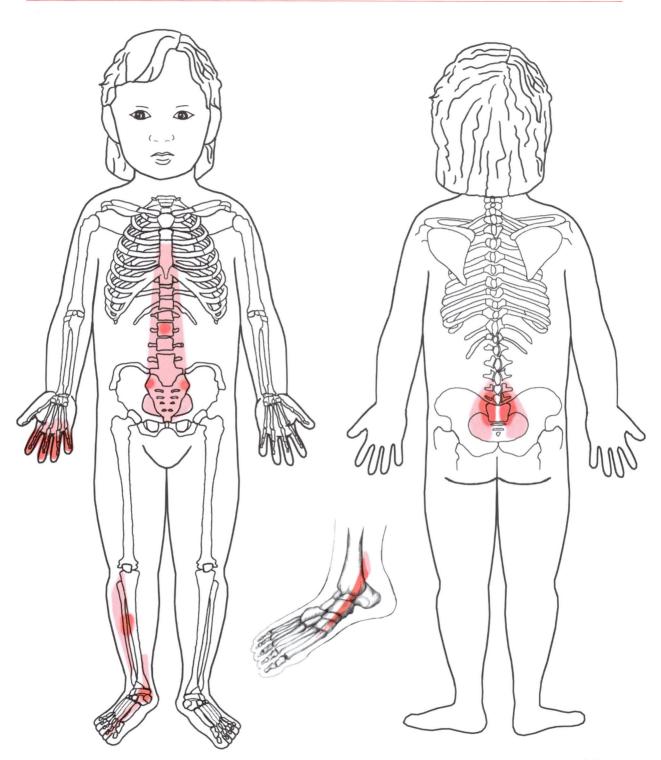

Zones de la partie frontale, du dos et de l'intérieur du pied pour le traitement de la diarrhée

Vomissements

DANS QUEL CAS DEVEZ-VOUS CONSULTER VOTRE MÉDECIN ?

Consultez votre médecin si votre enfant vomit durant quatre à six heures d'affilée, à intervalles réguliers durant vingt-quatre heures, s'il projette ses vomissements très loin du corps ou si ces derniers sont accompagnés de sang ou de fluides d'un vert ou d'un jaune brillant. Si des vomissements se déclenchent peu après une blessure à la tête, appelez le médecin.

La déshydratation *(voir page 163)* est un problème très sérieux chez les nourrissons et les enfants. Elle peut être la conséquence de vomissements répétés et continus accompagnant généralement une grippe intestinale. Si votre enfant semble souffrir d'un des symptômes suivants, consultez immédiatement votre médecin : pleurs sans larmes, absence d'urine depuis trois heures ou plus, bouche et langue sèches et collantes, fièvre supérieure à 38,5°C, apathie et irritabilité, ventre, yeux, joues ou fontanelle rentrées.

QU'EST-CE QUE C'EST ?

Au mieux, les vomissements sont désagréables. C'est le passage forcé par la bouche d'aliments partiellement digérés. La plupart du temps, ils sont associés à la nausée et à la diarrhée et peuvent débuter par un manque d'appétit, des malaises, et des renvois. Une douleur peut se faire sentir dans le ventre, accompagnée d'une augmentation de la salivation. Le tableau général est celui d'une personne qui vomit, malheureuse et dans un triste état, quels que soient sa taille et son âge.

S'il crache, est-ce pareil que s'il vomit ?

Vomir est très différent de cracher. Lorsque l'on rend la nourriture, celle-ci est déjà partiellement digérée. Le lait sera caillé et les aliments broyés par les enzymes digestives de l'estomac. Vous détecterez l'odeur aigre très particulière à ces rejets.

Lorsqu'un bébé crache, le lait qu'il avait en bouche est rejeté sans avoir subi beaucoup de transformation. Il a peu ou pas d'odeur. Il peut cracher le lait avec de l'air lorsque vous lui faites faire son rot ou bien parce qu'il a trop mangé.

Près de cinquante pour cent des bébés de moins de six mois crachent dans une certaine mesure. Généralement parlant, il n'est nul besoin de s'en inquiéter, surtout si l'enfant est robuste et prend du poids. Cela lui passera probablement vers l'âge de douze mois.

Si votre bébé fait partie de ceux qui crachent, essayez de lui faire faire des renvois un peu plus souvent lorsque vous le nourrissez afin qu'il rejette l'air qu'il a pu avaler avec le lait. Nourrissez-le en position relativement droite et gardez-le assis de vingt à trente minutes après son repas. Relevez la tête de son berceau pour soutenir son corps lorsqu'il est couché. Vous devriez également vérifier si les trous des tétines de son biberon ne sont ni trop petits ni trop grands. Des pleurs soutenus avant les repas ou trop d'agitation durant la tétée peuvent contribuer aux expectorations. Ne vous laissez pas impressionner ; réfléchissez à ses comportements alimentaires : l'un d'entre eux contribue-t-il à ce problème ? Si oui, essayez de le modifier. Il est toutefois préférable d'en parler avec votre médecin si cela vous inquiète.

QUELLES EN SONT LES CAUSES ?

Le vomissement est assez courant chez les jeunes enfants. Il est souvent lié à un excès de nourriture, d'efforts ou d'anxiété. Il peut être également dû à une gastro-entérite aiguë résultant du rotavirus, un virus qui affecte l'appareil digestif *(voir page 165)*. Certaines bactéries qui se développent dans les aliments avariés peuvent aussi en être la source. En fait, c'est le moyen qu'emprunte le corps pour se débarrasser de quelque chose qui lui est nuisible. Les vomissements peuvent se déclencher à la vue ou à l'odeur d'aliments pourris, à cause du mal des transports, en voyant rendre une autre personne et, souvent, après une toux violente de l'enfant. Les crises de vomissement ne durent généralement pas très longtemps. Elles sont souvent plus gênantes et désagréables que dangereuses.

Le vomissement peut toutefois être associé à une maladie sous-jacente. Dans ce cas, votre enfant manifestera d'autres symptômes. Une douleur dans la partie inférieure droite du ventre suivie de vomissements peut signaler une appendicite ; des vomissements avec une contraction du cou peuvent être liés à une méningite. Si votre enfant souffre d'un mal de tête accompagné de vertige et de vomissement après une chute ou un traumatisme crânien, ce peut être le signe d'une commotion. Si ses vomissements sont associés à l'un de ces facteurs, il est important d'en parler à votre médecin ou à votre pharmacien.

> ### Est-ce un reflux gastro-œsophagien (RGO) ?
>
> Le reflux gastro-œsophagien (RGO) est un problème gênant et souvent douloureux qui survient quand le muscle qui ferme l'estomac ne fonctionne pas correctement. Les aliments qui partent dans l'estomac remontent en même temps que le contenu acide, provoquant des brûlures d'estomac. Contrairement au bébé sain, heureux et robuste qui crache, un bébé souffrant de RGO tend à être irritable ; il peut se mettre à pleurer soudainement ou continuellement. Il se tiendra le dos voûté, pourra refuser de manger, s'étouffer ou avoir des haut-le-cœur en mangeant. Il peut aussi lui arriver de pleurer de douleur lorsqu'il crache. C'est un enfant qui souffre. Sans doute ne prendra-t-il pas autant de poids qu'il le faudrait. Si vous pensez que votre enfant souffre de RGO, prenez conseil auprès de votre médecin.

QUE FAIRE ?

Il y a plusieurs manières d'aider votre enfant à gérer son mal-être. Le premier est de le rassurer calmement en lui disant qu'il va guérir. Aidez-le à se rincer la bouche pour se débarrasser de ce goût aigre qui suit souvent le vomissement.

Si ses vomissements sont dus à une maladie (par exemple la gastro-entérite), il sera sans doute difficile de les arrêter ; vous pourrez cependant éviter la déshydratation. Faites boire à votre bébé de très petites quantités d'un liquide de réhydratation, tel le Pédialyte. Vous pouvez lui en donner une à trois cuillères à café toutes les dix minutes, en utilisant une cuillère ou une seringue buccale. S'il est capable de retenir les liquides, passez progressivement à deux ou trois cuillères à café plusieurs fois par heure. Toutefois, ne dépassez pas la quantité qu'il ingère ordinairement durant la tétée. S'il a l'habitude de ne prendre que 80 milligrammes toutes les deux heures à chaque repas, ne lui en donnez pas plus de 80 milligrammes de toutes les deux heures. Dès qu'il sera à nouveau capable de retenir des liquides purs, revenez à une nourriture normale. Commencez par des quantités plus petites qu'à l'ordinaire en vous assurant qu'il digère correctement.

À un bébé ou à un enfant plus grand, donnez 30 milligrammes de liquide pur toutes les quinze minutes, jusqu'à ce que vous soyez sûr qu'il ne les recrache pas. Proposez-lui des jus de fruits dilués ou des sorbets de fruits pour compléter le fluide de réhydratation.

Dès que votre enfant peut retenir les liquides, donnez-lui des aliments faciles à digérer, tels que les bananes, le riz, les céréales ou les biscuits, de la compote de pommes ou des toasts. Les produits laitiers, les aliments à haute teneur en graisse et les sucres sont difficiles à digérer ; essayez de les éliminer tant que l'état de son ventre ne s'est pas amélioré.

Si vous trouvez que votre enfant mange trop au cours d'un repas, essayez de lui donner des repas moins copieux, mais plus fréquents au cours de la journée.

S'il est enclin au mal des transports, ne lui donnez qu'un repas léger avant de voyager en voiture ou en car.

Observez-le. Essayez de comprendre ce qui déclenche ses vomissements. Réfléchissez-y, modifiez ses comportements – ou les vôtres – et prenez conseil auprès de votre médecin si nécessaire. Vous avez probablement plus de pouvoir sur sa digestion que vous ne le pensez.

TRAITEMENT

Ce traitement peut être utilisé chez un enfant qui vomit, crache ou souffre de RGO. Dans chacun de ces cas-là, son énergie monte vers le visage et la tête. Les massages ci-dessous ont pour but de faire redescendre l'énergie vers l'endroit adéquat – l'estomac et le bas du ventre. Vous cherchez à calmer le système digestif et à apaiser l'enfant. En massant la poitrine, l'abdomen et le dos dans une direction descendante, vous travaillez pour ramener l'énergie vers les parties inférieures de l'appareil digestif.

Toutes les parties ombrées des illustrations sont utiles pour améliorer l'état de votre enfant. Certaines sont en clair, d'autres en plus foncé. Les zones claires nécessitent moins de travail que les foncées. Travaillez dessus une fois ou deux au cours du traitement. Il vous faudra par contre travailler plus fréquemment sur les zones plus foncées en ne restant pas plus de trois à cinq secondes à la fois sur chacune d'elles. Si vous traitez un enfant plus grand, un adolescent ou un adulte, vous pouvez repérer les points d'acupuncture à l'intérieur des zones ombrées plus foncées. Mais si vous traitez un bébé ou un jeune enfant, le simple fait de travailler sur la zone entourant un point d'acupuncture produira le résultat recherché. Traitez toutes les zones des deux côtés, droit et gauche, du corps.

Utilisez un toucher très doux quand vous massez votre enfant. Si vous travaillez sur un bébé, la seule pression nécessaire est celle que vous utiliseriez si vous peigniez avec les doigts ou pour vérifier si un gâteau est cuit. Si votre enfant est malade et vomit, attendez qu'il se soit calmé et dégagé avant de le traiter.

Prenez votre temps, installez-le confortablement, relaxez-vous.

1. Commencez par un doux massage de la poitrine et du ventre. Formez des cercles directement sur le sternum et le ventre. Commencez par la poitrine et descendez un peu plus bas que le nombril.
   10, 11, 12, 13 et 14 Vaisseau Conception, situés entre le nombril et le sternum, sont utilisés pour soulager la plénitude dans l'estomac et calmer les vomissements.

2. Massez doucement l'extérieur de la jambe, en partant du genou jusqu'à la cheville. Insistez particulièrement sur la zone située à environ 5 centimètres sous le genou.
   Le méridien Estomac se trouve sur l'extérieur de la jambe. 36 Estomac équilibre tous les aspects de la digestion et de l'élimination et permet de renforcer le système global.

3. Massez l'intérieur du pied, de la cambrure à la base du gros orteil.
   3 et 4 Rate sont utilisés pour traiter les dérangements et les douleurs digestives.

4. Massez au milieu du devant de l'avant-bras, en partant du coude en en descendant vers le centre de la paume.
   3, 5, 6, 7 et 8 Péricarde sont utilisés pour traiter les dérangements, les douleurs et les vomissements digestifs.

5. Massez les muscles de chaque côté de la colonne vertébrale, sur la partie inférieure de la cage thoracique, en partant du bas des omoplates vers le bas du dos.
   17, 20, 21 et 22 Vessie sont utilisés pour traiter les indigestions et les vomissements.

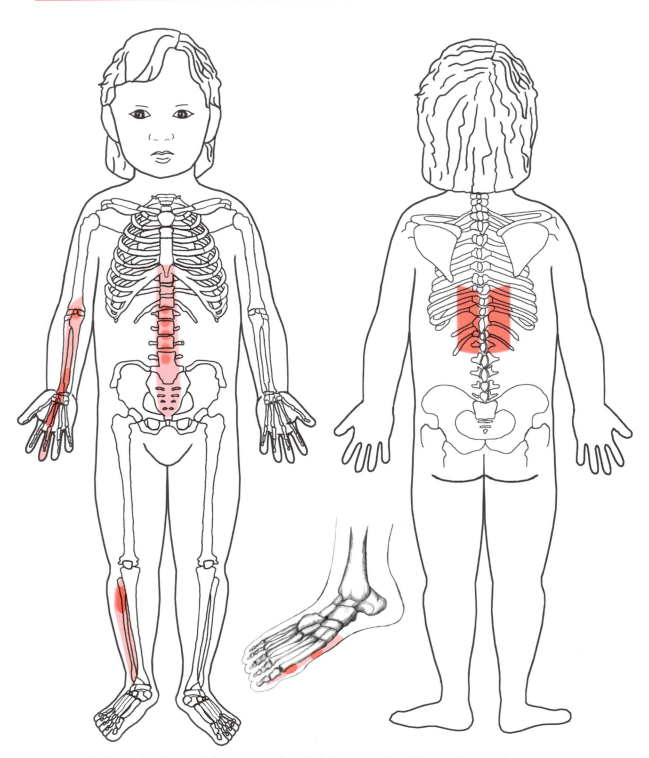

Zones de face, de dos et de l'intérieur du pied à traiter dans le cas des vomissements

Irritabilité, agitation et troubles du sommeil

DANS QUEL CAS DEVEZ-VOUS CONSULTER VOTRE MÉDECIN ?

Si votre enfant est irritable ou agité, semble malade ou s'est blessé, si, malgré tous vos efforts, vous n'arrivez pas à le calmer et qu'il pleure sans s'arrêter durant plus d'une heure, s'il pleure plus d'une journée sans raison apparente, prenez conseil auprès de votre médecin. Si le fait de ne pouvoir dormir interfère dans les activités journalières de votre enfant plus grand, parlez-en avec votre médecin.

Il est important de prendre également soin de vous.
Si vous commencez à vous sentir frustré ou incapable de vous contrôler face à un bébé agité, irritable et pleurant sans arrêt, sachez que vous ne n'êtes pas tout seul. Tous les parents connaissent la frustration due à l'incapacité de calmer son bébé en pleurs. Faites une pause si vous en avez l'occasion. Passez le relais à quelqu'un d'autre. S'il n'y a personne, mettez-le dans son berceau, assurez-vous qu'il ne risque rien et laissez-le seul un petit moment. Il se peut qu'il s'endorme à force de pleurer.

QU'EST-CE QUE C'EST ?

Les enfants vivent leur stress et leurs tensions d'une manière quasiment identique à celle des adultes. Les nourrissons et les bébés communiquent leur inconfort par les larmes et l'agitation. Les bambins peuvent être geignards et piquer des crises de colère. Les enfants plus grands peuvent exprimer leurs émotions s'ils sont sous l'emprise du stress ou de la peur ; certains pourront les exprimer en mots sans toutefois être capables de les gérer seuls.

QUELLES EN SONT LES CAUSES ?

Il n'est pas rare qu'un bébé ou un jeune enfant traverse une période d'agitation lorsqu'il couve une maladie, lorsqu'il souffre d'un mal de ventre, parce qu'il a faim, lorsqu'il fait ses dents, qu'il a trop chaud, trop froid ou est trop fatigué. Il arrive aussi que des jeunes enfants soient stressés. Un environnement où règnent trop d'activité et d'animation peut rendre les nourrissons ou les jeunes bébés irritables et agités. Les stimulations visuelles et auditives incessantes émanant d'une pièce abondamment éclairée par un grand écran de télévision ou de l'activité de frères et sœurs plus âgés peuvent gêner un bébé. Il en est de même s'il se retrouve en compagnie d'un grand nombre de personnes ; les fêtes peuvent être stressantes pour les jeunes enfants – même si c'est leur anniversaire.

En ce qui concerne les enfants plus âgés, les dynamiques familiales, les relations avec leurs frères et sœurs, les exigences de leurs professeurs et des devoirs scolaires, les problèmes avec les amis, peuvent être stressants et ils peuvent avoir quelques difficultés à les exprimer et à les gérer seuls.

Quel que soit leur âge, les enfants sont intuitifs. Si papa et maman sont stressés, leurs enfants le sentiront et, vraisemblablement, s'en inquiéteront. Cette peur voilée sous-jacente peut être source d'irritabilité ou de troubles du sommeil.

QUE FAIRE ?
Installez-le confortablement

Vérifiez les choses ordinaires qui peuvent mettre votre enfant physiquement mal à l'aise, une couche mouillée ou souillée, des vêtements inconfortables, de la température ou une fatigue extrême.

Si votre bébé traverse une période d'agitation et d'irritabilité, faites en sorte que l'activité régnant dans sa chambre soit réduite au minimum. Éteignez la télévision. Nourrissez-le dans le calme. Mettez une musique douce. Asseyez-vous avec lui à la lumière tamisée de sa chambre. Câlinez-le, bercez-le, lisez-lui une histoire, parlez-lui avec des tonalités apaisantes.

Vous connaissez votre enfant mieux que quiconque. Si votre enfant plus grand semble stressé ou effrayé par quelque chose, parlez-lui. Demandez-lui s'il sait ce qui le tracasse et essayez d'en discuter avec lui. Parler d'un problème est parfois la meilleure solution. Si vous vous rappelez comment vous vous sentiez quand vous aviez son âge, vous comprendrez ce qu'il ressent. Discuter avec lui crée des liens. Il se rappellera que vous êtes là pour l'aider et l'accompagner. Le simple fait de savoir cela suffit souvent à rassurer.

Évitez que les problèmes fassent boule de neige

Gardez un œil attentif sur votre bébé ou jeune enfant. Son agitation peut être le premier indice de la percée des dents ou d'une maladie. Vérifiez les signes avant-coureurs d'une infection ou d'une maladie. Étouffer quelque chose dans l'œuf accélère souvent le processus de guérison.

Réservez un endroit dans votre maison qui sera le « lieu apaisant » pour votre nourrisson ou jeune bébé. Ce peut être une chaise où vous vous asseyez ensemble dans le coin d'une pièce, ou un endroit de sa chambre. Vous pouvez en faire le lieu où il se sentira le plus tranquille et le plus à l'aise. Amenez-le là dès les premiers signes de douleur ou d'irritabilité. Asseyez-vous avec lui ou lisez-lui doucement une histoire. Si vous prenez l'habitude de toujours vous retrouver dans ce lieu tranquille, il prendra également l'habitude de se calmer à cet endroit.

Aidez vos enfants plus âgés à se relaxer et à lâcher prise sur les stress de la journée. Les besoins seront différents pour chacun. Certains auront envie de courir après une journée d'école pour évacuer l'énergie refoulée ; d'autres voudront simplement se relaxer un moment dans la maison pour se calmer. Déterminez ce dont votre enfant a besoin et aidez-le à y travailler.

Évitez les programmes chargés après l'école. Il semble de nos jours qu'un enfant ait difficilement le temps d'être simplement un enfant. Entre les leçons de musique ou de danse, le karaté, les cours d'informatique, les cours particuliers et les devoirs, il n'est pas rare de voir de nombreux enfants aussi stressés que la plupart des génies financiers typiques de Wall Street.

Évitez les conversations stressantes durant les repas. Mangez, parlez, détendez-vous – la digestion n'en sera que meilleure pour tout le monde.

Laissez votre enfant se reposer autant qu'il le souhaite ; aidez-le à se détendre avant d'aller se coucher afin qu'il passe une bonne nuit et se réveille reposé ; évitez de le laisser jouer sur l'ordinateur, dispensez-le de ses devoirs, des discussions familiales stressantes et des films ou jeux vidéo violents. Votre enfant a autant besoin que vous de se vider la tête et de se relaxer avant d'aller au lit.

Développez un protocole à suivre au moment du coucher. Une discipline quotidienne peut s'avérer très apaisante pour un enfant. Un rituel du coucher avec lequel vous êtes en affinité sera suffisant en lui-même pour le calmer. Pour certains enfants, un bain chaud une heure avant d'aller au lit, suivi d'un peu de lecture ou de conversation tranquille, établiront les bases d'un bon sommeil.

La plupart des enfants ont besoin de dix heures de sommeil par nuit. Incitez votre enfant à se coucher tôt afin qu'il jouisse de ses dix heures et qu'il se réveille reposé et la tête claire. Fixer une heure régulière de coucher évitera les discussions à propos du « Je ne veux pas aller au lit » qui perturbe tant de familles certains soirs de la semaine. Si votre enfant n'est pas disposé à dormir, il peut rester éveillé et lire tranquillement dans son lit jusqu'à ce qu'il s'endorme – aussi longtemps qu'il comprend qu'il doit rester au lit.

UN MOT SUR L'ALIMENTATION

Certains enfants sont surexcités s'ils ont mangé trop de produits à base de farine blanche ou de sucre. En général, limitez la consommation d'aliments et de boissons sucrés, surtout le soir.

Si vous allaitez votre enfant, évitez de boire du thé vert ou noir, du café, du Coca-Cola et de manger du chocolat. Tous ces produits contiennent de la caféine. Les enfants peuvent y être très sensibles – leur corps est très petit.

Si votre enfant plus grand a tendance à être irritable ou à avoir du mal à dormir, pensez à la caféine contenue dans divers produits qu'il aurait pu ingérer. Ce peut être l'une des raisons. Examinez son alimentation et modifiez-la au besoin. Il existe de nombreuses boissons à la caféine pour enfants : cola, boissons pour sportifs, boissons énergétiques, boissons au chocolat, thés verts et noirs parfumés, thés glacés, eau à la caféine. Même Mountain Dew, 7-Up et le soda à l'orange Sunkist en contiennent. Les glaces et yaourts glacés parfumés au café également. Le chocolat renferme du sucre et de la caféine qui peuvent vraiment tenir votre enfant éveillé. Pensez à limiter la consommation de caféine à 50 milligrammes par jour chez votre enfant – c'est-à-dire environ la quantité contenue dans 340 millilitres de cola.

TRAITEMENT

Ce traitement peut être utilisé chaque fois que vous voyez que votre bébé ou enfant devient irritable. Vous n'avez pas à en faire un moment formel et il peut se limiter à deux ou trois minutes. Une douce caresse ici et là au cours d'une journée agitée le calmera, tout comme vous par la même occasion. Une caresse apaisante sur la poitrine et le dos ou un léger massage de la tête et du cou peut suffire à apaiser votre enfant et à soulager son malaise. Vous pouvez bercer votre bébé d'un bras et utiliser l'autre pour lui masser les pieds ou le porter contre vous dans votre balancelle ou fauteuil à bascule favoris en lui massant les mains. Des caresses lentes et légères suffiront. Si votre enfant plus grand a des difficultés à s'endormir, appliquez ce traitement juste avant le coucher. Les douces caresses vous apporteront un apaisement réciproque.

Toutes les parties ombrées des illustrations désignent les endroits où travailler pour calmer votre enfant. Certaines sont en clair, d'autres en plus foncé. Les zones claires nécessitent moins de travail que les foncées. Travaillez dessus une fois ou deux au cours du traitement. Il vous faudra par contre travailler plus fréquemment sur les zones plus foncées en ne restant pas plus de trois à cinq secondes à la fois sur chacune d'elles. Si vous traitez un enfant plus grand, un adolescent ou un adulte, vous pouvez repérer les points d'acupuncture à l'intérieur des zones ombrées plus foncées. Mais si vous traitez un bébé ou un jeune enfant, le simple fait de travailler sur la zone entourant un point d'acupuncture produira le résultat recherché. Traitez toutes les zones des deux côtés, droit et gauche, du corps.

Utilisez un toucher très doux quand vous massez votre enfant. Si vous travaillez sur un bébé, la seule pression nécessaire est celle que vous utiliseriez si vous peigniez avec les doigts ou pour vérifier si un gâteau a fini de cuire.

Prenez votre temps, relaxez-vous.

1. Commencez par passer doucement la main sur le haut de la poitrine de votre enfant, en partant du sternum et en descendant vers la partie supérieure du ventre.
   L'énergie émotionnelle se tient dans le haut de la poitrine. Un massage de cette zone libère cette énergie et relâche les muscles pectoraux, calmant ainsi la respiration.

2. Exercez une légère pression sur le point situé sur le sternum à mi-chemin entre les mamelons. Pressez doucement le point juste sous la séparation de la cage thoracique.
   17 Vaisseau Conception permet d'ouvrir la poitrine. 14 Vaisseau Conception est utilisé pour apaiser.

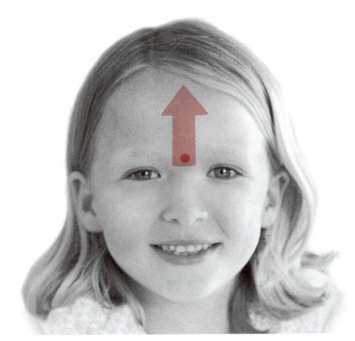

Zone du visage à traiter dans le cas de l'irritabilité

3. Caressez doucement le front en partant des sourcils et en montant vers la naissance des cheveux.

4. Exercez une légère pression sur le point situé entre les sourcils.
Le point supplémentaire Yintang est utilisé ici pour calmer le système.

5. En partant de la tempe, formez un arc autour de l'oreille en massant légèrement et en terminant à la base du crâne.
Un léger massage de la tête et du crâne est l'une des expériences les plus relaxantes que peut vivre une personne. Il est dit que le méridien Vésicule biliaire, qui traverse la tête à plusieurs reprises, contient l'énergie émotionnelle. C'est sans doute la libération de cette énergie qui expliquerait les effets relaxants d'un massage crânien (ou d'un bon shampoing chez le coiffeur !). 20 Vésicule biliaire, situé à la base du crâne, est utilisé pour apaiser.

6. Massez l'intérieur de l'avant-bras en partant du coude vers l'auriculaire. Insistez particulièrement sur le dessus du poignet en descendant le long de la paume vers l'auriculaire.
Le méridien Cœur est utilisé pour calmer l'esprit. 6 et 7 Cœur, situés juste au-dessus de la pliure du poignet, sont utilisés pour traiter l'ir-

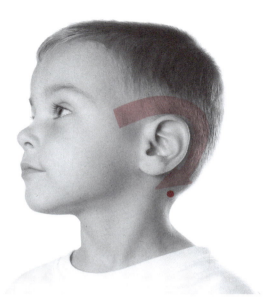

Zone du visage et de la tête à traiter dans le cas de l'irritabilité

---

ritabilité et l'insomnie. 7 Cœur est utilisé avec 6 Péricarde et 6 Rate pour calmer et tranquilliser.

7. Massez l'intérieur de l'avant-bras au-dessus et au centre de la pliure du poignet.
   6 Péricarde est utilisé avec 7 Cœur et 6 Rate pour calmer et tranquilliser.

8. Massez le dos de la main dans la palmure entre le pouce et l'index.
   4 Côlon est utilisé avec 3 Foie pour calmer le système.

9. Massez l'intérieur de la jambe à environ 5 centimètres au-dessus de l'os de la cheville interne.
   6 Rate est utilisé avec 7 Cœur et 6 Péricarde pour calmer et tranquilliser l'esprit.

10. Massez le dessus du pied, en insistant sur la zone entre les longs os qui relient les orteils au pied. Concentrez-vous sur l'espace situé entre le gros et le deuxième orteil.
    3 Foie est utilisé avec 4 Côlon pour calmer le système.

11. Passez doucement la main à l'arrière du cou et en travers des épaules.
    Libérer les muscles des trapèzes permettra de relâcher une grande partie de la tension bloquée dans le haut du corps. Tous les méridiens yang traversent cette région. La libération de cette zone contribuera à la libre circulation de l'énergie à travers le système.

12. Descendez le long des muscles du dos de chaque côté de la colonne vertébrale. Insistez sur la zone située entre et sous les omoplates.
    Le relâchement des muscles grands dentelés aura pour effet de détendre la poitrine et la partie supérieure du ventre ainsi que le dos. Il permettra d'amplifier et de libérer la respiration.

13. Massez le bas du dos, juste au-dessus du bassin.
    Ce massage fait descendre l'énergie du haut du corps dans la partie inférieure et le ventre, pour réconforter et apaiser l'enfant.

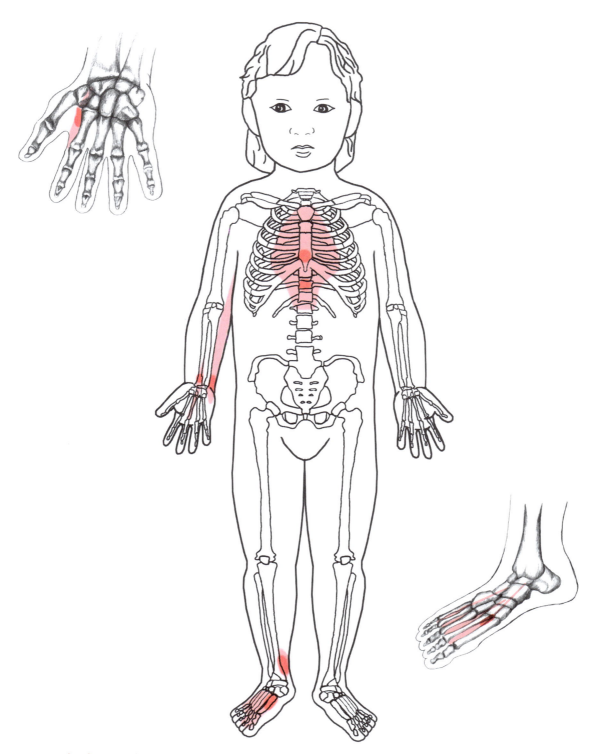

Zones du devant du corps, du dos de la main et du pied à traiter dans le cas de l'irritabilité

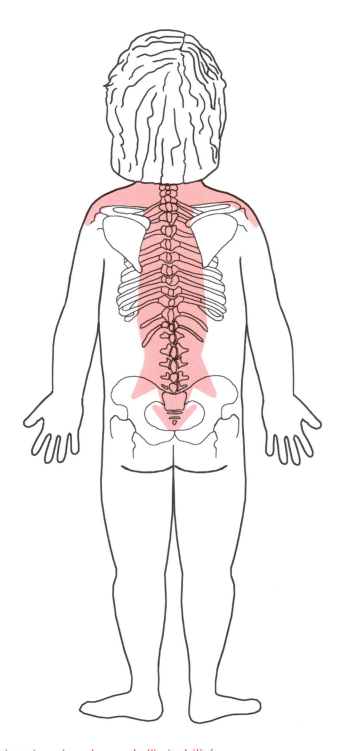

Zones du dos à traiter dans le cas de l'irritabilité

Colique : pleurs immodérés

DANS QUEL CAS DEVEZ-VOUS CONSULTER VOTRE MÉDECIN ?

Si vous pensez que votre bébé pleure parce qu'il s'est blessé, s'il a du sang ou des mucosités dans les selles ou si ces dernières sont très dures, consultez votre médecin.

> **Nous avons tous besoin d'aide à certains moments**
>
> La petite enfance peut être une période très difficile dans une vie. Si vous croyez avoir atteint la limite de votre patience à écouter votre bébé pleurer, que vous pensiez ou non que ses pleurs soient dus à la colique, prenez conseil auprès de votre médecin ou de votre pharmacien. Des réunions, des groupes de soutien et d'autres formes d'assistance peuvent vous aider à traverser une période qui peut s'avérer très difficile.

QU'EST-CE QUE C'EST ?

Tout nouveau-né pleure. C'est sa manière de communiquer son besoin d'être nourri, de faire son renvoi, d'être consolé et d'être nettoyé, dans ce monde tout à fait nouveau dans lequel il se retrouve. Il est normal qu'un bébé pleure, particulièrement de la naissance jusqu'à trois mois. Pour certains, les pleurs atteignent leur apogée en fin d'après-midi, en début de soirée et durant la nuit. C'est sans doute parce que, à ce moment de la journée, leur système nerveux en développement est surchargé de stimuli. Rappelez-vous que *tout* ce que voit, entend, sent et touche un bébé est complètement nouveau pour lui. Cela fait beaucoup de stimuli en un seul jour.

De nombreux enfants pleurent sans s'arrêter durant plusieurs heures dans la journée, souvent sans aucune raison apparente que l'on ait pu déterminer. Ces bébés sont sains, bien nourris et source de toutes les attentions ; pourtant, vers environ trois semaines, ils se mettent à pleurer régulièrement au grand désespoir des nouveaux parents qui finissent par craquer. Les pleurs résistent à toute tentative d'apaisement des parents emplis d'amour et de bonnes intentions, mais épuisés et frustrés. Voici un bébé qui souffre de colique. Que vous le croyiez ou non, la colique est considérée comme la limite extrême du comportement normal de pleurs.

Un bébé souffrant de colique pleure généralement à un moment précis de la journée, habituellement en fin d'après-midi, le soir ou la nuit. Ses pleurs sonores et souvent très perçants commencent et finissent brutalement ; ils durent généralement entre deux et quatre heures, arrivent plusieurs jours par semaine et pendant plusieurs semaines d'affilée. On définit un bébé souffrant de colique par cette règle de trois : il pleure trois heures par jour, trois jours par semaine, trois semaines d'affilée. Il remonte les genoux et serre les poings ; son ventre peut sembler très tendu et dur, et il montre des signes de souffrance. Le calmer semble impossible. Des gaz ou des selles peuvent s'échapper vers la fin de la crise de pleurs. Heureusement, pour le bien de tous, ce comportement de pleurs atteint son paroxysme vers six semaines et cesse vers l'âge de trois ou quatre mois – sans laisser de séquelle chez votre beau bébé. Vos nerfs usés en auront essuyé le plus gros traumatisme.

QUELLES EN SONT LES CAUSES ?

Personne ne sait vraiment ce qui provoque la colique. Ce que l'on sait, c'est qu'elle ne vient pas de quelque chose qu'un parent fait ou ne fait pas ; ce n'est pas votre faute. Cela n'a rien à voir avec le fait que vous allaitiez ou non votre enfant. Les gaz évacués par votre bébé durant une période de colique ont amené à penser que la colique était liée à l'immaturité du système digestif, mais cela n'a jamais été démontré. Les bébés avalent de l'air en pleurant : les gaz peuvent simplement en être la conséquence. D'innombrables possibilités ont été envisagées – aucune ne s'est révélée la source de la colique. Il se trouve qu'elle apparaît tout simplement chez certains bébés.

QUE FAIRE ?
Pour vous-même

La seule chose importante que vous puissiez faire pour aider votre enfant est de vous aider vous-même, de prendre soin de vous. La plupart du temps, votre bébé n'a que quelques semaines, vous venez de lui donner naissance. Quelle que soit la manière dont s'est passée la naissance – normalement ou en ayant recours à une chirurgie abdominale appelée « césarienne » – *vous* avez besoin de guérir. Vous êtes sans doute épuisée, accablée ou souffrante. Vous devez commencer par réaliser que vous n'êtes pas une *superwoman* et que vous ne pouvez et ne devriez pas vous occuper de tout. La meilleure façon de prendre soin de vous est de demander de l'aide pour les autres aspects de la vie : votre travail, l'école ou les autres enfants, si cela s'avère nécessaire.

Sachez aussi que vous, en tant que parent, n'êtes pas responsable des pleurs de votre bébé. Les parents de bébés souffrant de coliques deviennent souvent frustrés, se sentent en colère, dépressifs et déçus. Ce n'était pas ce à quoi ils s'attendaient lorsqu'ils ont décidé de ramener leur nouveau petit balluchon à la maison. Pourtant la colique est chose normale chez un grand nombre d'entre eux. Ils en sortiront. Cela passera. Vivez au jour le jour. Parfois vous devez vivre les heures une par une, en gardant toujours à l'esprit que cette heure s'écoulera. Si vous vous sentez dépressive, en colère ou sur le point de devenir violente, cherchez de l'aide et un soutien auprès de votre partenaire, de votre thérapeute, de votre communauté, de votre famille et de vos amis. Si tout ce qu'il vous faut est une heure loin de votre bébé, prenez ce temps. N'oubliez pas que vous ne pouvez pas aider votre bébé si vous n'êtes pas vous-même en bonne santé et aussi sereine que possible.

Pour votre bébé

Je suis fermement partisane du fait d'être proche de votre enfant, de le porter, de le tenir, de le toucher. Penser à ce que peut expérimenter votre bébé à son niveau : il était à l'intérieur de votre corps durant la période nécessaire à son développement ; vous avez pratiquement développé une partie de votre corps. Puis est venue la naissance et votre bébé ne fait plus partie de vous. Plus rien ne lui est familier. Où est le battement de cœur constant qui l'accompagnait ? Où est la chaleur ? Où sont les sons de glissement qu'il entendait ? Vous le ramenez de l'hôpital à la maison et le posez dans une cuvette ou un berceau. Malgré tout ceci, vous vous attendez à ce qu'il se sente bien des heures d'affilée dans ce nouvel endroit, immense, froid et inhabituel, séparé de tout ce à quoi il appartenait.

Je pense que le contact physique avec votre nouveau-né est crucial pour lui comme pour vous. Tenez-le souvent durant les deux premiers mois, répondez immédiatement à ses pleurs, portez-le, laissez-le sentir votre corps le temps qu'il s'habitue à ce nouveau monde. Ceci empêchera-t-il votre enfant d'attraper la colique ? Peut-être, peut-être pas. Mais il me semble qu'il sera plus à l'aise et en paix s'il a le temps de s'habituer au fait d'être une entité séparée. Vous ne pouvez trop le gâter. Faites-lui comprendre que vous êtes là pour lui et serez toujours là à faire de votre mieux pour le rassurer et le réconforter.

Installez votre bébé dans un environnement tranquille et paisible. Les bébés peuvent parfois réagir à l'atmosphère bruyante et trépidante d'une pièce dans laquelle se déroulent de nombreuses activités et où des gens passent et repassent sans arrêt. Tout comme nombre d'êtres humains, votre enfant peut faire partie de ceux qui s'épanouissent davantage dans une atmosphère de paix que d'activité.

Testez les différentes techniques d'apaisement qui ont fait leur preuve au fil des siècles. Essayez l'emmaillotage – certains bébés se sentent bien étroitement enveloppés dans des couvertures qui maintiennent ses bras serrés au corps. Essayez de compresser le ventre. Que vous le teniez serré poitrine contre poitrine, que vous placiez son ventre en travers de votre genou, ou que vous le teniez comme un ballon de foot – le ventre sur votre avant-bras – la pression exercée sur son ventre peut provoquer un grand soulagement chez certains bébés. Laisser échapper les gaz pourra aussi l'aider. Tapotez le milieu et le bas de son dos à un rythme régulier ; ces simples frictions auxquelles peut s'ajouter une pression du ventre, pourront le soulager partiellement.

Des mouvements d'oscillations quand vous tenez votre bébé dans les bras suffisent à le calmer. Le bercer est rassurant – parfois pour vous deux. Si vous vous fatiguez, il existe une variété de balançoires pour nourrissons qui peuvent remplacer vos bras durant quelques minutes. Faites-lui faire une promenade en voiture ou à pied autour du pâté de maisons. Les sons comme ceux du ronronnement de l'aspirateur ou de la machine à laver peuvent l'apaiser. La musique douce – la guitare classique subtile et douce est ma favorite – a également fait ses preuves.

Calmer un bébé qui pleure se fait à tâtons. Vous devez arriver à comprendre ce qu'il aime et ce qu'il n'aime pas. Ceci demande de la patience et, dans certains cas, des nerfs d'acier. Mais soyez certaine, cette période laissera la place à une autre, tôt ou tard. Ce sera probablement la première des nombreuses épreuves que vous aurez à traverser en tant que parent. Nos parents l'ont fait avec nous. Nous savons maintenant ce qu'ils ont enduré et ne pouvons que les en apprécier davantage.

TRAITEMENT

Toutes les parties ombrées des illustrations sont utiles pour améliorer l'état de votre enfant. Certaines sont en clair, d'autres en plus foncé. Les zones claires nécessitent moins de travail que les foncées. Travaillez dessus une fois ou deux au cours du traitement. Il vous faudra par contre travailler plus fréquemment sur les zones plus foncées en ne restant pas plus de trois à cinq secondes à la fois sur chacune d'elles. Traitez toutes les zones des deux côtés, droit et gauche, du corps. Rappelez-vous que lorsque vous massez votre nourrisson, un contact des plus légers est tout ce dont il a besoin.

Nous cherchons à accomplir deux choses avec ce traitement. La première est de calmer votre bébé et la seconde est de soulager son appareil digestif. Ceci dit, le meilleur moment de le traiter n'est pas lorsqu'il est en pleine crise de colique et pleure. Attendez qu'il soit plus détendu. Vous pouvez travailler sur lui tout en le nourrissant ou simplement quand vous l'avez dans les bras. Lorsqu'il est en pleine crise de larmes et que vous arpentez la pièce en le berçant ou en le tenant étroitement contre votre poitrine pour exercer une pression sur son abdomen, massez les zones du dos, des pieds, des jambes telles qu'illustré ci-après. Essayez de rester calme et massez-le avec douceur. Votre état émotionnel se transmettra par vos mains. Il sentira votre désir de l'aider. Soyez patiente. Et soyez compatissante – pour vous deux.

1. Commencez par passer doucement la main sur le front de votre bébé, en partant du point situé entre les sourcils et en remontant vers la naissance des cheveux.

2. Exercez une légère pression sur le point situé entre les sourcils.
   Le point supplémentaire Yintang est utilisé ici pour apaiser le système.

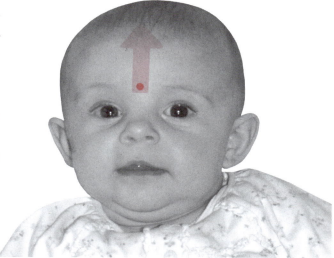

Zones du front à traiter dans le cas de la colique

COLIQUE : PLEURS IMMODÉRÉS

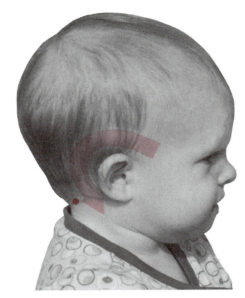

Zones de la tête à traiter dans le cas de la colique

3. Passez la main autour des oreilles en partant des tempes et en contournant l'oreille vers l'arrière de la tête.

   Un léger massage de la tête et du crâne est l'une des expériences les plus apaisantes au monde. Le méridien de la Vésicule biliaire, qui traverse la tête à plusieurs reprises, a la réputation de renfermer l'énergie émotionnelle. C'est sans doute la libération de cette énergie qui explique les effets relaxants d'un massage crânien (ou d'un bon shampoing chez le coiffeur !). 20 Vésicule biliaire, à la base du crâne, est utilisé pour calmer.

4. Massez doucement la ligne médiane du corps en partant du sternum et en descendant de l'estomac vers l'abdomen. Recommencez plusieurs fois avec des mouvements doux.

   Passer la main sur la ligne médiane du corps fera descendre l'énergie maintenue dans le haut du torse dans la partie inférieure du ventre.

5. Massez doucement la partie supérieure de l'estomac en commençant directement sous le sternum et en terminant au nombril.

   14 Vaisseau Conception, situé sous le sternum, est utilisé pour apaiser le système. 12 Vaisseau Conception situé à mi-chemin entre la séparation de la cage thoracique et le nombril permet de réguler la digestion.

6. Massez le muscle des deux côtés du nombril en descendant vers la partie inférieure du ventre. Vous pourriez y repérer de petites zones de tension musculaire.

   Les points Trigger se trouvant dans le grand droit ont été identifiés comme une cause possible de troubles digestifs et de colique chez les nourrissons.

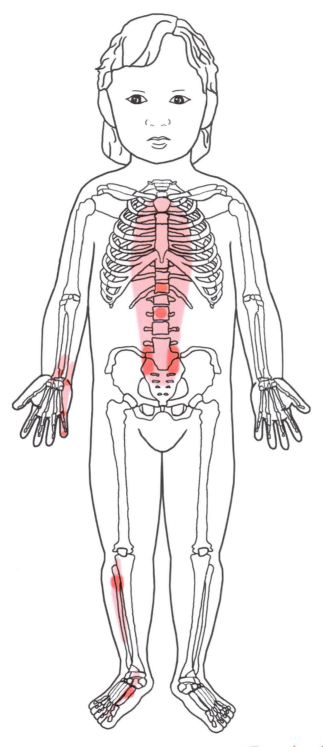

Zones à traiter dans le cas de la colique

7. Après avoir tourné les paumes de votre bébé vers le haut, massez l'auriculaire et le côté de la paume ainsi que le côté du haut du poignet.
   Certaines parties du méridien Cœur se trouvent sur cette zone de la main. 7, 8 et 9 Cœur permettent d'apaiser.

8. Les paumes de votre bébé toujours tournées vers le haut, massez la zone située à environ 2,5 centimètres au-dessus de la pliure du poignet, au milieu du bras.
   6 Péricarde travaille avec 12 Vaisseau Conception pour réguler la digestion.

9. Les paumes de votre bébé tournées vers le sol, massez la zone située à environ 2,5 centimètres au-dessus de la pliure du poignet, au centre de l'avant-bras.
   5 Triple Réchauffeur permet de faciliter la digestion.

10. Massez doucement la palmure entre le pouce et l'index.
    4 Côlon travaille avec 35 Estomac pour équilibrer la digestion.

11. Massez la zone située à environ 5 centimètres sous le genou, à l'extérieur de la jambe.
    36 Estomac travaille avec 4 Côlon pour équilibrer la digestion.

12. Massez doucement l'espace entre les longs os, qui connecte les premier et deuxième orteils du pied.
    3 Foie travaille avec 4 Côlon pour apaiser le système.

13. Massez doucement la zone entre le deuxième et le troisième orteil et les long os qui relient les orteils au pied.
    44 Estomac facilite le mouvement descendant de la digestion.

14. Massez gentiment le dos de votre bébé en descendant de chaque côté de la colonne vertébrale, du dessous des omoplates jusqu'au sacrum, l'os plat de l'extrémité de la colonne vertébrale.
    Le massage descendant du méridien Vessie permettra de calmer l'enfant. Insistez tout particulièrement sur la zone située juste au-dessus du bassin, le 25 Vessie, pour stimuler le côlon et aider le bébé à évacuer les gaz si nécessaire.

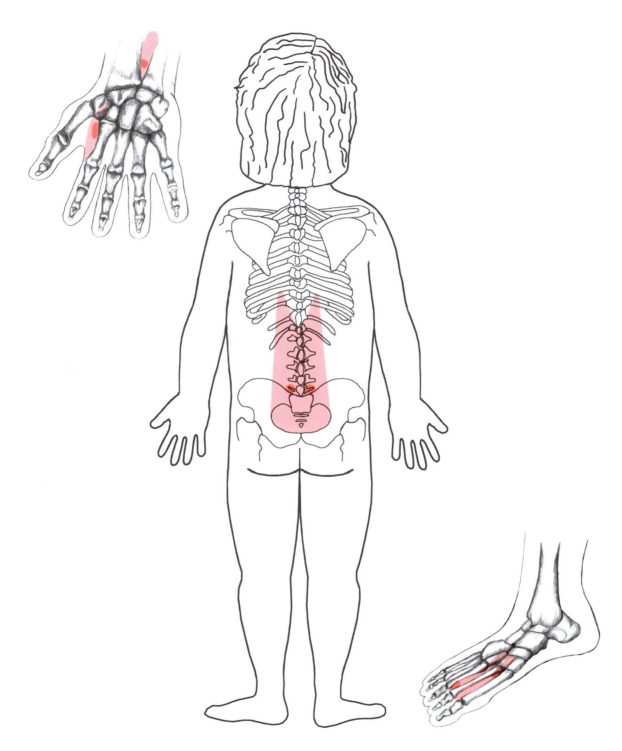

Zones du dos, de l'arrière de la main et du pied à traiter dans le cas de la colique

Infection du système urinaire

DANS QUEL CAS DEVEZ-VOUS CONSULTER VOTRE MÉDECIN ?

Si votre nourrisson est atteint de fièvre sans raison apparente ou s'il a des vomissements accompagnés de diarrhée et d'une irritabilité persistante, si votre enfant plus grand a de la fièvre et des frissons accompagnés de douleurs dans le ventre et le bas du dos, appelez votre médecin.

Si vous suspectez une infection de l'appareil urinaire chez votre enfant, il est préférable de consulter.

QU'EST-CE QUE C'EST ?

Une infection de l'appareil urinaire est l'infection d'un ou de plusieurs organes de ce système. L'appareil urinaire produit l'urine, le déchet liquide du corps. Il se compose des reins, les deux organes en forme de haricot qui filtrent le sang et extraient les déchets, de la vessie, l'organe semblable à un ballon qui contient l'urine jusqu'à ce que celle-ci soit éliminée par le corps, des uretères, les longs tubes qui relient les reins à la vessie, et de l'urètre, le tube par lequel passe l'urine et qui débouche à l'extérieur du corps.

Le problème le plus courant du système urinaire est la cystite, une infection de la vessie. C'est une inflammation et infection de la partie inférieure de l'appareil. Lorsque des bactéries pénètrent dans l'urètre, il arrive qu'elles remontent dans la vessie et provoquent une infection. Les infections de la vessie sont faciles à éliminer avec les antibiotiques. Cependant, si elles ne sont pas traitées, les bactéries peuvent migrer dans les reins et causer une infection rénale. Celle-ci est beaucoup plus grave. Si elle n'est pas traitée, elle peut conduire à des dommages irrémédiables du rein ou à une insuffisance rénale, surtout chez les nourrissons et les enfants de moins de deux ans. Il est important de consulter un médecin si vous pensez que votre enfant souffre d'une infection de l'appareil urinaire.

Les bébés, les bambins et les enfants plus grands peuvent manifester différents symptômes lors de cette infection. Ils peuvent être irritables et agités, être pris de vomissements ou de diarrhée, ou simplement avoir l'air mal en point. Les enfants en âge de marcher et plus âgés présenteront probablement les symptômes les plus typiques d'une infection urinaire : urine très odorante, voilée ou parsemée de sang qu'ils évacueront par petites quantités mais beaucoup plus fréquemment qu'à l'habitude. Ils vous diront que ça fait mal lorsqu'ils urinent ou vous le feront savoir par des pleurs. Des « accidents » peuvent arriver chez les petits, même si vous êtes persuadé que l'apprentissage de la propreté est terminé. Si une infection rénale se développe, votre enfant peut souffrir des mêmes symptômes que ceux d'une infection urinaire, auxquels peut s'ajouter une douleur au ventre et au dos, ou de côté, sous les côtes. Il peut avoir de la fièvre et des frissons et sembler très malade. Il faudra amener immédiatement cet enfant chez le médecin.

QUELLES EN SONT LES CAUSES ?

Les infections urinaires sont beaucoup plus courantes chez les filles que chez les garçons, car chez les premières, le rectum, l'urètre et le vagin sont très proches les uns des autres. L'urètre est court et situé près de l'ouverture du vagin. Chez les garçons, il est plus long et se termine à l'extrémité du pénis. L'urine ne contient normalement aucune bactérie, contrairement à l'appareil digestif qui en est empli. Certaines permettent une bonne digestion. D'autres, comme la bactérie *Escherichia coli* (E. coli), vivent dans les intestins où elles ont pour rôle de soutenir le bon fonctionnement du côlon. Ce sont les bactéries que l'on trouve dans les selles. Elles se glissent contre la peau qui borde l'urètre lorsque la zone n'est pas suffisamment épurée après l'évacuation des selles. C'est au moment où elles remontent dans l'urètre et passent dans la vessie qu'elles peuvent provoquer une infection.

Il arrive aussi que les bains moussants ou certains savons concentrés irritent l'urètre et déclenchent une cystite.

Une anomalie physique de l'appareil urinaire peut parfois provoquer des infections récurrentes. Si votre enfant en est régulièrement atteint, votre médecin vous proposera probablement de lui faire passer des tests pour en déterminer la source.

QUE FAIRE ?
Installez-le confortablement

Faites-le boire beaucoup. L'eau est idéale pour nettoyer le système. Le jus de canneberge permet de maintenir la vessie propre ; elle est composée d'une des substances qui empêchent les bactéries d'adhérer à la paroi de la vessie. La plupart des jus de canneberge trouvés dans le commerce sont à très haute teneur en sucre et il vous faudra donc les diluer avec de l'eau pure ou rechercher des marques sans sucre ajouté.

Si votre petite fille a des difficultés à uriner, encouragez-la à prendre un bain chaud. L'eau chaude calme la zone génitale et aide à évacuer l'urine plus facilement.

Rassurez-la en lui assurant que cela passera. Elle aura sans soute tendance à s'empêcher d'uriner à cause de la douleur qui s'ensuit. Exhortez-la à boire et à uriner beaucoup pour permettre de nettoyer la vessie et de guérir l'infection plus rapidement.

Évitez l'infection

Lorsque votre petite fille mouille sa couche, nettoyez-la minutieusement d'avant en arrière. Vérifiez tous les petits recoins et fentes autour de ses petites jambes dodues pour vous assurer qu'elle soit tout à fait propre.

Incitez vos enfants à aller aux toilettes dès qu'ils sentent un besoin d'uriner. Les petits jouent et se retiennent jusqu'à la toute dernière minute. Ce n'est pas la meilleure chose à faire pour la vessie. Uriner est une façon d'évacuer les bactéries du système.

Apprenez à votre petite fille à s'essuyer d'avant en arrière. Utilisez un papier de toilette non parfumé. Ceux contenant des parfums et des colorants peuvent être très irritants pour les zones sensibles.

Apprenez à votre enfant à laver et à sécher minutieusement ses parties génitales après un bain. Évitez les bains moussants, les savons concentrés ou contenant des parfums ou des colorants artificiels.

Faites porter des sous-vêtements en coton à votre petite fille. Encouragez-la à se changer rapidement si ses vêtements (maillot de bain et collant, par exemple) sont humides Les femmes de tous âges devraient savoir que les endroits chauds, sombres et humides deviennent un nid tout à fait confortable pour des organismes indésirables qui ne vous rendront pas heureux à long terme.

Si l'urine de votre enfant est souvent jaune foncé, faites-lui boire davantage d'eau pure au cours de la journée. L'urine que nous évacuons devrait être à peine colorée au moins une fois par jour. Si elle est régulièrement très foncée, c'est qu'elle est très concentrée et peut devenir irritante pour la vessie. Ce peut être aussi un signe de légère déshydratation.

UN MOT SUR L'ALIMENTATION

Faites boire du jus de canneberge quotidiennement à votre enfant. Une grande quantité n'est pas nécessaire. Quelques grammes dilués dans de l'eau pure constitueront un bon remède préventif.

S'il consomme de la nourriture solide, incitez-le à manger des fruits et des légumes. Les liquides et les fibres qu'ils contiennent aident au bon fonctionnement des appareils digestif et urinaire.

TRAITEMENT

Ce traitement peut être utilisé pour améliorer le bien-être de votre enfant le temps qu'il se remette de son infection. Il aidera le corps à s'auto-guérir plus rapidement.

Toutes les parties ombrées des illustrations sont utiles pour améliorer l'état de votre enfant. Certaines sont en clair, d'autres en plus foncé. Les zones claires nécessitent moins de travail que les foncées. Travaillez dessus une fois ou deux au cours du traitement. Il vous faudra par contre travailler plus fréquemment sur les zones plus foncées, en ne restant pas plus de trois à cinq secondes à la fois sur chacune d'elles. Si vous traitez un enfant plus grand, un adolescent ou un adulte, vous pouvez repérer les points d'acupuncture à l'intérieur des zones ombrées plus foncées. Mais si vous traitez un bébé ou un jeune enfant, le simple fait de travailler sur la zone entourant un point d'acupuncture produira le résultat recherché. Traitez toutes les zones des deux côtés, droit et gauche, du corps.

Le toucher doit être très doux quand vous massez votre enfant. Si vous travaillez sur un bébé, la seule pression nécessaire est celle que vous utiliseriez si vous peigniez avec les doigts ou pour vérifier si un gâteau a fini de cuire.

Travaillez sur votre enfant chaque fois qu'il est réceptif. Prenez votre temps, relaxez-vous.

1. Commencez par un doux massage sur le devant du corps, en partant du centre de la poitrine et en descendant vers la partie inférieure du ventre.
   Un massage de cette zone permettra de détendre la musculature abdominale du milieu et du bas du corps.

2. Massez doucement la partie inférieure du ventre dans une direction descendante en partant de l'un ou l'autre côté du nombril jusqu'aux jambes.
   Ce massage assouplira et relâchera la musculature du bas de l'abdomen. Des points Trigger peuvent s'y développer en présence d'une infection de la vessie.

3. Exercez une légère pression sur le point situé entre la séparation de la cage thoracique et le nombril.
   12 Vaisseau Conception permet d'ouvrir la section médiane du corps.

4. Exercez une légère pression sur le point situé sous le nombril.
   6 Vaisseau Conception aide à réguler le réchauffeur inférieur.

5. Massez doucement la zone au-dessus de l'os pubien.
   3 Vaisseau Conception, situé à environ 2,5 centimètres au-dessus de l'os pubien, et 4 Vaisseau Conception, situé à environ 2,5 centimètres au-dessus de lui, sont utilisés dans le traitement des troubles génito-urinaires.

6. Massez le dos de la main entre l'index et le pouce.
   4 Côlon travaille avec 7 Rein pour renforcer le système immunitaire.

7. Massez l'intérieur des cuisses en partant de leur partie supérieure et en descendant jusqu'au genou. Vous aurez beaucoup de chance si vous y arrivez : c'est une zone très sensible aux chatouilles. En laissant votre paume à plat sur sa cuisse, ce sera sans doute plus facile.
   Un massage à cet endroit couvre le trajet des méridiens du Foie et de la Rate. Les zones de l'intérieur de la cuisse situées au-dessus et juste sous le genou, 10 et 11 Rate et 8 et 9 Foie, permettent de traiter les troubles de la vessie.

8. Massez la partie extérieure de la jambe, juste sous le genou.
   36 Estomac travaille avec 6 Rate pour renforcer le système immunitaire.

9. Massez l'intérieur de la jambe à environ 5 centimètres au-dessus de l'os de la cheville interne.
   6 Rate et 36 Estomac permettent de renforcer le système immunitaire. 6 Rate travaille avec 3 Vaisseau Conception pour équilibrer le fonctionnement de la vessie.

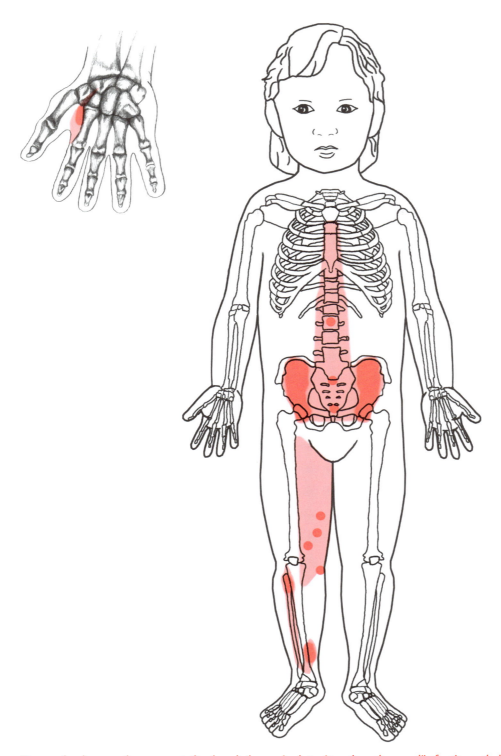

Zones du devant du corps et du dos de la main à traiter dans le cas d'infections de l'appareil urinaire

10. Massez autour de la cheville externe, puis suivez le côté externe du pied jusqu'aux orteils.

    Cette zone couvre des points qui gèrent le fonctionnement de la vessie. 63 et 64 Vessie situés à la base du cinquième métatarse, affectent directement la vessie et sont utilisés dans le traitement des troubles urinaires.

11. Massez autour de la cheville interne.

    Les points du méridien Rein sont proches de l'os de cette zone. Ce massage entretient le système rénal. 7 Rein travaille avec 4 Côlon pour soutenir le système immunitaire.

12. Massez le creux des reins en partant du bas des côtes jusqu'au haut du bassin.

    Le massage de cette zone couvre 52 Vessie qui permet de renforcer le système rénal.

13. Massez le sacrum et juste au-dessus de la petite fossette, là où il rejoint le bassin.

    28 Vessie est traditionnellement utilisé avec 58 Vessie pour traiter les infections de la vessie.

14. Massez l'arrière des cuisses en partant du haut des fesses et en descendant vers l'arrière des genoux.

    Bonne chance. C'est une autre zone très sensible aux chatouilles. Si vous y parvenez, ceci permettra de renforcer le fonctionnement de la vessie.

15. Massez la partie externe de la pliure du genou.

    39 Vessie favorise la circulation des fluides à travers l'appareil urinaire.

16. Massez la partie externe du muscle du mollet, à l'endroit exact où il rejoint le délicat tendon d'Achille.

    58 Vessie est traditionnellement utilisé avec 28 Vessie pour traiter les infections urinaires.

17. Terminez le traitement en passant doucement les mains sur le dos.

    Une caresse sur cette zone est tout simplement agréable et détendra votre enfant tout autant que vous.

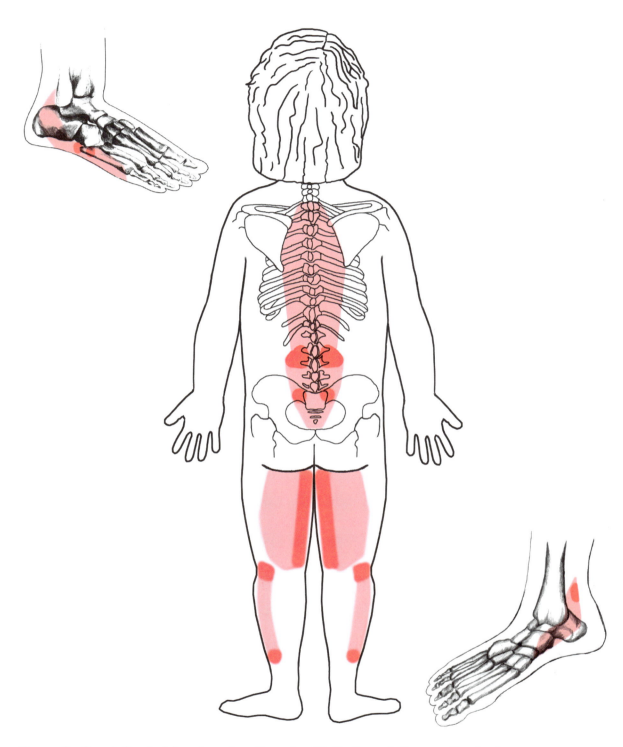

Zones du dos et du pied à traiter dans le cadre d'infections de l'appareil urinaire

Maux, douleurs, contusions, entorses, etc.

DANS QUEL CAS DEVEZ-VOUS CONSULTER VOTRE MÉDECIN ?

Si votre enfant s'est blessé et est incapable de bouger, de se tenir debout ou de supporter son poids, si vous constatez une difformité de l'articulation ou de l'os, faites appel dès que possible aux services médicaux.

Si un gonflement ou une contusion qui continue à augmenter après vingt-quatre heures apparaît, s'il a un gonflement ou une protubérance dans le muscle qui n'est pas douloureux mais persiste plus de sept jours, consultez votre médecin.

Si vous avez quelque inquiétude sur la gravité de la blessure, il vaut toujours mieux prendre conseil auprès du médecin.

Ce sont nos muscles, tendons, ligaments et os, ainsi que les tissus qui les relient et les soutiennent, qui nous permettent de bouger. Chaque mouvement dont nous sommes physiquement capables, petit ou grand, simple ou complexe, se fait grâce à la disposition ingénieuse des muscles sur les os. Des muscles sains sont souples, élastiques, mous et flexibles ; contraction et relâchement se font facilement et sans douleur.

Lorsque les muscles se contractent, ils font bouger les os avec lesquels ils sont reliés. En réalité, aucun mouvement ne serait possible sans eux, y compris ceux qui interviennent dans la respiration, la digestion et l'élimination, dans l'écoulement de notre sang à travers les artères et les veines, dans l'élargissement et le rétrécissement des pupilles oculaires ou tout autre qui vous vient à l'esprit.

Le mouvement est naturel. Regardez votre enfant ! Durant la journée, s'il se porte bien, tout ce qu'il désire est bouger. La plupart du temps, les enfants bougent sans aucune douleur, mais il peut arriver qu'ils se blessent périodiquement. Le degré de gravité des lésions peut varier, allant d'une légère douleur musculaire, comme celle que l'on ressent après avoir traîné un lourd sac à dos, à une douleur intense, provoquée par une fêlure ou une fracture osseuse.

Selon le type de blessure, l'attention et le traitement que l'on apportera seront différents. Une intervention médicale sera indispensable lors d'une fracture, tandis que la plupart des autres tensions musculaires, contusions ou foulures pourront s'en dispenser.

La chose commune à toutes ces blessures musculaires ou squelettiques est que la zone blessée n'est pas la seule à être affectée ; les différents muscles et articulations qui travaillent avec elle le sont aussi. Un simple étirement musculaire aura un effet sur tous les autres muscles de la zone concernée. Il en est de même pour une fracture bien plus grave.

La blessure ne disparaîtra pas, mais nous pouvons soulager les muscles par des massages, de la chaleur humide, de la glace et du repos. Examinons quelques-unes d'entre elles.

Écoutez votre corps

Les maux et douleurs corporelles veulent nous dire quelque chose. Par exemple, lorsque nous nous blessons à un pied, cela fait mal. La douleur est la manière dont le corps s'exprime pour nous exhorter à ne pas trop marcher sur ce pied blessé. Si nous masquons la douleur par des analgésiques ou des anti-inflammatoires, nous ne ferons qu'exacerber une blessure en faisant des choses que nous ne devrions pas faire et que nous ne ferions pas si nous étions conscients de la douleur.

Si votre enfant souffre d'une lésion, n'utilisez des anti-inflammatoires non-stéroïdiens (AINS) qu'avec parcimonie. Une simple petite douleur ne justifie pas leur emploi. Ils peuvent réduire la douleur et l'inflammation dans les premières heures qui suivent, mais ils peuvent aussi augmenter la durée requise pour une guérison complète.

Contusions : Tout le monde souffre occasionnellement de contusion. Une contusion est un bleu qui se forme lorsque de minuscules vaisseaux sanguins situés dans le tissu mou sous la peau sont brisés. Comme vous le savez, un bleu apparaît après une chute, un heurt ou un choc avec un objet. Le sang des vaisseaux touchés s'infiltre dans les tissus environnants et provoque une marque noire et bleue sous la peau. Habituellement, elle commence par se teinter de rouge ou de violet, qui virent au bleu ou au noir au bout de deux jours. Au fur et à mesure que le corps guérit, elle passe du bleu au jaune puis au marron avant de disparaître complètement.

La plupart des contusions mineures n'exigent aucune mesure de soin. Vous pouvez cependant tenter de réduire la contusion ou l'inflammation due à une blessure en plaçant aussitôt une vessie de glace sur la zone durant dix à quinze minutes.

Spasmes musculaires : Un spasme, ou crampe, est la contraction soudaine et involontaire d'un muscle ; celui-ci gonfle, devient douloureux et dur. Votre enfant peut se réveiller avec une crampe du mollet ou du pied due, en général, à une fatigue musculaire ou à un déséquilibre en calcium, magnésium ou potassium. Elles ne sont pas rares chez les enfants.

Crampes et spasmes ne sont généralement que temporaires et peuvent être soulagés par de lents étirements, l'application de chaleur humide ou de glace et de légers massages de la partie concernée. La marche permet souvent de libérer les crampes du pied ou du mollet. Si votre enfant a tendance à avoir des crampes, assurez-vous que son alimentation comporte une grande variété de fruits et de légumes frais, de céréales complètes, de produits laitiers et de protéines, ainsi qu'une quantité suffisante d'eau. S'il transpire beaucoup, il pourra aussi tirer profit d'une boisson de remplacement électrolytique après un exercice épuisant.

Les douleurs de croissance

Votre enfant se plaint d'une douleur dans les jambes qui ressurgit régulièrement. Elle peut durer des jours d'affilée. Qu'est-ce que c'est ?

A-t-il subi une soudaine poussée de croissance dernièrement ? Si tel est le cas, il expérimente probablement des douleurs de croissance. Les longs os des jambes poussent plus vite que les muscles qui s'y rattachent. Les muscles se tendent pour se remettre à niveau. Ce sont des douleurs de croissance.

Massez doucement les jambes de votre enfant, ajoutez des protéines dans son alimentation, augmentez les liquides et incitez-le à se reposer. Les crampes devraient disparaître en une semaine environ.

Froissement : Un froissement est une lésion des muscles ou des tendons qui attachent le muscle à l'os. Il est souvent provoqué par un excès d'utilisation du muscle. Il est assez atypique pour un très jeune enfant d'avoir ce genre de blessure musculaire. Leurs muscles sont souples, élastiques et fluides. Cependant, si votre enfant en âge d'aller à l'école porte pour la première fois un sac à dos lourd ou bien si votre adolescent est un sportif passionné, il peut développer une tension musculaire.

Si un muscle est froissé, l'enfant aura mal en bougeant la zone lésée – au repos, il ne ressentira aucune douleur. Les muscles des zones environnantes peuvent être tendus et un gonflement peut être visible.

Il existe des froissements légers, modérés et sévères.

Un froissement léger est appelé raideur musculaire et disparaîtra de lui-même en quelques jours. Vous pouvez atténuer le malaise de votre enfant en l'incitant à prendre un bain chaud avec ou sans sels Epsom. Une serviette chaude et humide sur la zone pendant vingt minutes une à deux fois par jour favorisera aussi la guérison.

Un froissement modéré se réfère à une déchirure du muscle. Quelques fibres musculaires ou des portions de tendons reliant le muscle à l'os sont déchirées. La zone lésée n'aura pas la même force qu'auparavant. Il faut compter au minimum deux semaines pour la guérison complète d'une déchirure musculaire.

Un froissement sévère est la rupture de l'attache muscle-tendon-os. À ce stade, une intervention chirurgicale est nécessaire et il faudra environ six à dix semaines pour guérir.

Si votre enfant souffre d'un froissement modéré ou sévère, utilisez la méthode RICE (repos, glace, compression et élévation) dans les vingt-quatre heures qui suivent la blessure. Si vous pensez que votre enfant souffre d'une déchirure musculaire, faites-le examiner par votre médecin.

Une tension, si légère soit-elle, peut conduire à des bandes tendues et dures et des points Trigger dans le muscle. Ce que nous appelons « nœuds musculaires » sont des points Trigger. Il est important de travailler sur le muscle, et une fois le froissement guéri, d'éliminer les bandes tendues et les points Trigger. De doux massages du muscle lésé et de la zone environnante faciliteront la guérison d'une manière prodigieuse. Ils permettront d'augmenter la circulation dans cette partie et de réduire les zones de tension voisines du muscle blessé. Le mouvement sera plus facile et moins douloureux et les muscles retrouveront leur élasticité et leur souplesse normales.

Quand faut-il utiliser la chaleur ?

En règle générale, si un muscle est déchiré ou légèrement tendu ou si votre enfant souffre du fait de trop utiliser ses muscles, utilisez une chaleur humide plutôt que de la glace. L'application de serviettes chaudes et humides sur la peau est très apaisante pour les muscles endoloris. Il est important d'éviter la chaleur sèche comme celle de compresses chaudes ; elle déshydrate le muscle et retarde la guérison. Se tremper dans un bain tiède (pas chaud) est très apaisant pour les muscles endoloris, surtout si vous y ajoutez des sels d'Epsom.

Tendinite : la tendinite est une inflammation des tendons, la structure qui rattache le muscle à l'os. Elle apparaît chez un enfant plus grand qui a trop utilisé un muscle (en répétant maintes et maintes fois une même action) ou lorsqu'il s'engage dans un sport sans avoir fait d'étirements ni d'échauffements au préalable. Cela arrive si souvent à nos adolescents sportifs ou danseurs !

Un tendon enflammé sera enflé, douloureux et sensible comme toute la zone qui l'entoure. Le mouvement accroît la douleur ; celle-ci peut s'aggraver la nuit. Chaleur et rougeur envahiront éventuellement le tendon à l'endroit où il se rattache à l'os.

Les articulations les plus susceptibles de manifester une tendinite sont le coude, l'épaule, le genou et la cheville. Notre jeune joueur de tennis pourra développer un tennis-elbow, ou tendinite du coude, notre lanceur de baseball, une tendinite du muscle rotateur de la clavicule, plus connue sous le nom de tendinite de l'épaule, notre joueur de basket, le « genou du sauteur », ou tendinite du genou, nos coureurs et danseurs, une tendinite d'Achille, ou tendinite du tendon d'Achille, à l'arrière du talon.

La méthode RICE – repos, glace, compression et élévation – est la meilleure formule d'auto-traitement d'une tendinite. Insistez sur la partie repos de la formule.

Un massage du muscle relié au tendon aidera ce dernier à se libérer de la force du muscle qui l'écrase. Le fait d'amener du sang dans la zone lésée accélérera le temps de guérison.

La méthode RICE

RICE est une formule de soins d'urgence à appliquer en cas de lésion. C'est l'acronyme de *rest, ice, compression et elevation* (repos, glace, compression, élévation). Si on utilise cette méthode dans les vingt-quatre heures suivant la blessure, elle permet de réduire l'inflammation avec la chaleur, la rougeur, le gonflement et la douleur qui l'accompagnent.

Rest (repos) signifie que vous devez arrêter de solliciter la partie blessée. Mettez-la au repos.

Ice (glace) se rapporte à l'application de glace sur la zone lésée. On peut procéder de diverses manières : un sac plastique empli de glaçons, un sac de petits pois congelés qui se moulera sur la forme du corps ou une vessie de glace réutilisable. Quelle que soit la solution que vous adopterez, il vous faudra recouvrir l'accessoire d'une serviette douce et sèche pour empêcher la peau de s'humidifier. Gardez la glace sur la zone concernée pendant dix minutes, retirez-la, attendez vingt minutes, puis recommencez ce même cycle trois fois. Vous devez donc disposer de quatre-vingt-dix minutes. La glace peut s'appliquer de deux à trois fois par jour dans les vingt-quatre ou quarante-huit heures suivant la blessure. La méthode est extrêmement efficace dans le traitement des problèmes d'articulation et de tendinite à condition d'appliquer la glace dans les vingt-quatre heures pour stimuler la guérison d'un muscle contusionné ou d'un tendon blessé, d'un ligament ou d'une articulation. La glace permet de réduire l'œdème et l'inflammation.

Compression implique l'application d'un bandage à pression légère sur la zone lésée pour réduire le plus possible le gonflement. Un bandage élastique qui enveloppera légèrement la blessure fera l'affaire. Veillez à ce qu'il ne soit pas trop serré pour ne pas augmenter la douleur ou couper la circulation.

Elevation est la nécessité de surélever la partie blessée au-dessus du niveau du cœur. Ceci permet de prévenir le gonflement.

Entorses : Une entorse est un étirement excessif d'un ou de plusieurs ligaments d'une articulation. Les ligaments relient les os entre eux ; ils jouent un rôle important, car ils font partie de la structure de soutien de l'articulation elle-même.
Si votre enfant souffre d'une entorse, il se plaindra sans doute d'une sensation d'éclatement ou de déchirure dans l'articulation. Celle-ci sera très sensible, enflée et meurtrie et le fera beaucoup souffrir.
Les entorses peuvent être légères, modérées ou sévères.
Dans le cas d'une entorse légère, certaines fibres des ligaments sont déchirées. Il n'y a aucune perte de fonction de l'articulation, mais il lui faudra malgré tout de deux à six semaines pour guérir.
Une entorse modérée implique la rupture ou la déchirure d'une partie du ligament. L'articulation de la cheville peut être instable et aura besoin d'être immobilisée afin de guérir. Il faudra compter entre six et huit semaines.
Une entorse sévère est la rupture ou la séparation complète du ligament de son attache à l'os. Une opération chirurgicale sera requise, suivie d'une immobilisation complète de l'articulation. Il faudra prévoir entre deux et six mois. Étant donné que les ligaments ont un approvisionnement sanguin très limité, le temps de guérison peut être aussi long que celui d'une fracture, sinon davantage.
La cheville et le genou sont les articulations les plus prédisposées à la déchirure ligamentaire. Un enfant plus grand pratiquant le sport ou la danse, peut se faire une entorse à tout moment. Il sera alors extrêmement important qu'il s'octroie un temps de repos et de guérison

suffisant avant de reprendre ses activités. Cela peut représenter un véritable défi pour certains petits sportifs invétérés ! Toutefois, s'il fait preuve de patience, cela évitera des entorses répétitives et de plus en plus sévères à l'âge adulte.

Si vous pensez que votre enfant souffre d'une entorse, amenez-le chez le médecin qui en déterminera la gravité. Appliquez immédiatement la méthode RICE (repos, glace, compression et élévation), surtout dans les premières vingt-quatre heures. Vous pouvez également aider votre enfant en massant les muscles reliés à l'articulation. Par exemple, s'il s'est foulé la cheville, massez-lui les jambes en vous concentrant sur les muscles de la jambe et du pied.

Déboîtement : Un déboîtement est la séparation des os composant une articulation. Certains sont passagers et se résolvent d'eux-mêmes, d'autres exigent une intervention chirurgicale. Si votre enfant souffre d'un déboîtement sérieux, il sera probablement dans l'incapacité d'utiliser le membre lésé et son articulation affichera une nette déformation. En d'autres termes, un genou déboîté n'aura plus son aspect normal, sera douloureux, enflé, meurtri, éventuellement engourdi, et l'enfant ne pourra ni le bouger ni le plier.

Le premier soin à apporter est la méthode RICE à appliquer dans les vingt-quatre heures suivant le problème. Si vous pensez que votre enfant s'est déboîté une articulation, consultez votre médecin le plus rapidement possible. Les muscles l'entourant sont souvent affectés à divers degrés. Une fois que la douleur immédiate et l'inflammation de l'articulation ont été atténuées et la guérison amorcée, des massages permettront d'augmenter la circulation et de libérer les muscles endommagés afin qu'ils retrouvent leur force et qu'une faiblesse musculaire locale ne s'installe pas dans le futur.

Fracture : C'est la rupture ou le bris d'un os. Si votre enfant se fracture un os, il ressentira une douleur aiguë et soudaine, suivie d'un gonflement et d'une sensibilité de la zone blessée. On constate le plus souvent un changement d'apparence de la partie concernée : du sang sous la peau et parfois une protubérance de l'os. L'os brisé – bras, jambe ou doigt – peut être déformé ou anormalement incurvé. Les fractures peuvent toucher tous les os. Certaines exigeront une intervention chirurgicale afin de stabiliser l'os, d'autres, un plâtre ou un moule pour le maintenir en position correcte jusqu'au début de la guérison.

En cas de fracture, il est urgent de recourir à l'aide médicale. La pose d'un plâtre s'avère souvent nécessaire pour empêcher la partie concernée de bouger et permettre à l'os de se ressouder correctement. Une fois le plâtre enlevé, des massages redonneront aux muscles leur force antérieure.

TRAITEMENT

Il va sans dire que si votre enfant s'est sérieusement blessé, mieux vaudra l'amener chez le médecin pour en évaluer la gravité avant de le traiter par des massages. Il en est de même si votre traitement n'apporte aucune amélioration au bout de quarante-huit heures.

Le massage accélère la guérison d'une lésion. Les muscles impliqués dans le problème seront souvent le siège de bandes dures et filandreuses et de points Trigger ou de nœuds. Le muscle se raidit ; il ne se contracte ou ne s'étire plus comme il le devrait et c'est le début de l'effet domino. En d'autres termes, lorsqu'un muscle ne remplit pas son rôle, les autres muscles avec lesquels il collabore pour activer une zone doivent travailler davantage ou différemment. Le fonctionnement incorrect de ces muscles affecte alors les fonctions d'autres groupes de muscles. Ceci entraîne fréquemment des douleurs ou dysfonctionnements chroniques qui peuvent être au début si subtils qu'on ne les remarque pas, et ce parfois durant des années.

Les jeunes enfants rebondissent rapidement car leurs muscles sont souples et mous. Cependant, lorsqu'ils prennent de l'âge, les ombres d'anciennes blessures deviennent plus prononcées. Travailler sur un muscle blessé et ceux qui ont été affectés est une manière de prévenir la chute des dominos.

Lorsque vous massez les muscles endoloris de votre enfant, le toucher doit être doux, mais assez fort pour sentir les muscles céder sous vos doigts quand vous les compressez. Sentez la différence entre les zones molles du muscle, celles qui semblent enflées ou chaudes et celles qui sont tendues et semblables à des bandes de nœuds serrés. Ce sont des bandes tendues et des points Trigger. Mieux vaudra éviter les massages sur une zone enflée et chaude, mais vous pourrez exercer une douce pression du bout des doigts sur les bandes tendues et les nœuds que vous rencontrerez. La compression d'un muscle tendu peut être quelque peu douloureuse pour votre enfant ; pour le détendre, il suffira de le presser doucement, mais avec assez de force pour le sentir résister sous votre main. Comptez de 5 à 10 en maintenant la pression. Ne pressez pas trop fort ni trop longtemps si c'est trop douloureux pour votre enfant. La chose à ne pas faire est de passer votre doigt d'avant en arrière sur une bande tendue comme si vous pinciez les cordes d'une guitare. Ceci ne libérera en aucun cas le muscle et ne servira qu'à provoquer de la douleur.

Traitement du cou

Consultez sans faute votre médecin si votre enfant a une douleur au cou qui ne disparaît pas au bout de trois ou cinq jours ou s'il a une raideur et une douleur cervicale accompagnée d'une fièvre de plus de 39°C.

Les muscles du cou peuvent devenir douloureux et sensibles pour différentes raisons. Votre enfant pourra se plaindre d'un mal de cou s'il a trop fait travailler ses muscles en portant un lourd sac à dos *(voir la note au bas de la page 216)*, s'il s'est endormi dans une mauvaise position, s'il a passé des heures devant l'ordinateur ou s'il est stressé. Une blessure de type « coup du lapin » affectera les muscles du cou ; c'est souvent la conséquence de situations inattendues telles que des accidents de voiture ou des chutes, mais aussi de heurts comme ceux auxquels on peut s'attendre durant un entraînement de football. Certaines activités, dont la bicyclette, la lutte et l'haltérophilie peuvent être pénibles pour les cervicales. L'asthme ou des problèmes respiratoires récurrents qui gênent la respiration peuvent aussi provoquer une raideur ou une douleur du cou.

La contraction des muscles du cou accompagnée de points Trigger entraîne souvent des maux de tête, des élancements et des pressions faciales, des douleurs dans les mâchoires, qui viennent s'ajouter à la raideur cervicale. Travaillez sur les muscles du cou et du haut du dos de votre enfant s'il se plaint de l'un de ces symptômes. S'ils se relâchent sous l'effet de votre massage, vous pourrez être pratiquement certaine que la douleur venait de la raideur musculaire.

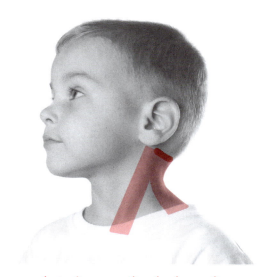

Zone de massage pour le traitement des douleurs du cou

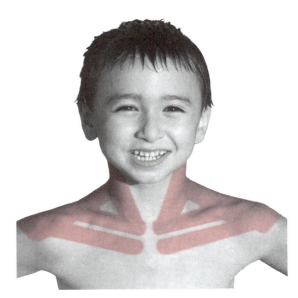

Massage du haut du corps dans le traitement des douleurs du cou

Il est plus facile de masser le cou de votre enfant lorsqu'il est assis le dos tourné vers vous. Vous pourrez ainsi équilibrer les deux côtés et travailler sur les bandes tendues et sensibles des tissus musculaires, sources de ce problème.

Un massage du cou englobe les muscles de l'arrière et des côtés du cou, de la base du crâne, du haut des épaules, du haut et du milieu du dos et de la partie supérieure de la poitrine.

Le massage permettra le relâchement des contractions et des points Trigger dans les parties supérieures, médianes et inférieures des trapèzes, de l'érecteur du rachis, des muscles para-spinaux cervicaux et thoraciques, des scalènes et des sterno-cléido-mastoïdiens.

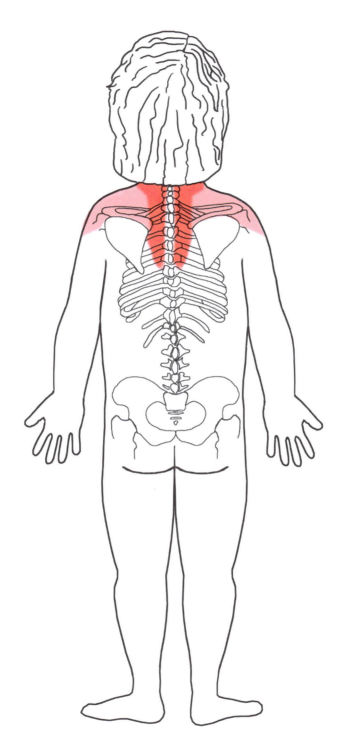

Zone de massage pour le traitement des douleurs du cou

MAUX, DOULEURS, CONTUSIONS, ENTORSES, ETC.

Traitement des épaules

Consultez votre médecin si l'épaule de votre enfant est sensible ou douloureuse et si la douleur ne varie pas au bout de trois à cinq jours pour vous assurer que le problème est bien musculaire. Si votre enfant s'est gravement blessé, s'il souffre beaucoup, si un gonflement ou une contusion apparaît soudain ou si son épaule semble déformée, faites-le examiner par un docteur.

Le sport est probablement la source la plus courante des douleurs dans les épaules et les bras chez les enfants et les adolescents. Une utilisation trop intense des muscles des épaules n'est pas rare chez les joueurs de tennis, de basket-ball, les nageurs et les joueurs de base-ball (particulièrement les lanceurs). Il en est de même chez les haltérophiles et les lutteurs. Tout le monde peut léser les muscles de ses épaules en cherchant à se rattraper lors d'une chute, en promenant un chien qui tire sur sa laisse ou en portant un énorme sac à dos.[5]

L'épaule est extraordinairement complexe. Ses muscles se rattachent à des zones du dos et du devant du corps. Il vous faudra travailler des deux côtés. Votre enfant peut être en position assise ou allongée.

S'il a mal à l'épaule ou dans le haut du bras, travaillez sur le haut des épaules, le haut du dos, les omoplates et les muscles entre les deux, la colonne vertébrale, le bas du dos, la partie supérieure de la poitrine et le haut du bras. Recherchez les bandes tendues dans la partie supérieure des épaules et des omoplates, ainsi que dans le deltoïde, le muscle qui encapsule l'épaule et lui donne sa forme caractéristique.

Ce massage permettra la libération des points Trigger et des zones de contraction de la partie supérieure des trapèzes, des rhomboïdes, de trois des rotateurs des muscles des épaules (sus-épineux, sous-épineux et petit rond), du grand oblique, du grand rond, du grand pectoral, du petit pectoral, des deltoïdes antérieur, médian et postérieur, du biceps brachial et du triceps brachial.

---

5 On recommande généralement que le sac à dos des écoliers ne pèse pas plus de 15 % de leur poids corporel. Par exemple, si l'enfant pèse 40 kilos, son sac ne devrait pas peser plus de 6 kilos. La plupart portent des sacs beaucoup trop lourds. C'est souvent une source de douleur dans le cou et les épaules. Vérifiez le sac de votre enfant et aidez-le à en réduire le poids si nécessaire. Ceci permettra de soulager la douleur musculaire.

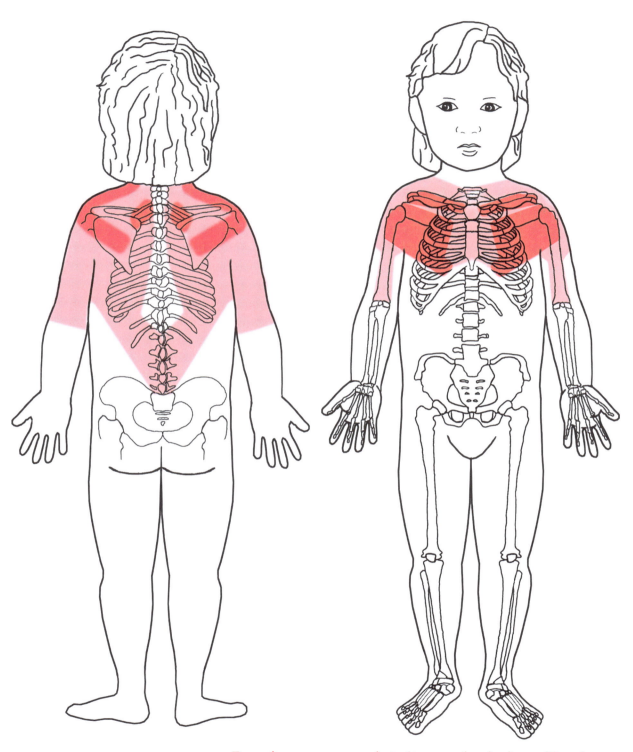

Zone de massage pour le traitement des douleurs d'épaule

Traitement du coude et du poignet

Consultez un médecin qui procédera à des examens si votre enfant souffre d'une blessure aiguë suivie d'une douleur intense, de saignements ou de grave contusion, d'une déformation visible de l'articulation du coude, d'un engourdissement des doigts, d'une impossibilité d'utiliser son coude, sa main ou ses doigts sans douleur ou d'une absence de circulation dans la main et les doigts provoquant leur décoloration.

Les enfants de moins de quatre ans peuvent parfois développer ce que l'on appelle le « coude de la bonne d'enfant ». L'adulte voulant bien faire peut tirer sur le bras tendu de l'enfant et provoquer un léger déboîtement des os du coude. Si c'est le cas ou si votre bébé ne veut pas plier ou utiliser son bras, consultez votre médecin.

Les douleurs du coude et du poignet dues à une tension musculaire sont souvent liées à la saisie d'un objet. Il en est ainsi pour les enfants comme pour les adultes. Par exemple, un jeune joueur de tennis peut serrer trop fort sa raquette, ou bien le manche peut être trop large pour ses petites mains. L'intensité avec laquelle votre petit tient son crayon ou son stylo lorsqu'il écrit (surtout dans les premières phases d'apprentissage de l'écriture) peut aussi y participer, tout comme – que vous le croyiez ou non – l'abus de jeux vidéo. Dans chacun des cas, la force de la saisie tend les muscles de l'avant-bras. Des points Trigger, ou nœuds, peuvent se développer et entraîner une douleur dans le coude.

La position la plus confortable pour masser le bras de votre enfant, est de vous asseoir l'un en face de l'autre. Massez son bras gauche de la main droite et son bras droit de la main gauche.

Commencez à l'extérieur du bras, juste sous le coude. Servez-vous de votre pouce pour former de petits cercles, en partant des muscles au-dessus du coude et en descendant vers le poignet. Travaillez sur le devant et le dos de l'avant-bras. Essayez de sentir la différence entre les nombreuses et longues bandes musculaires situées le long de l'avant-bras. Certaines sembleront très tendues en comparaison à d'autres. Si vous repérez une zone tendue dans le muscle, exercez une légère pression en comptant lentement de 5 à 8 pour relâcher le muscle. Il peut y avoir des zones de tension dans les nombreux muscles qui forment l'avant-bras.

Le massage de l'avant-bras a pour but de libérer les contractions du brachio-radial et des extenseurs et fléchisseurs de la main et des doigts.

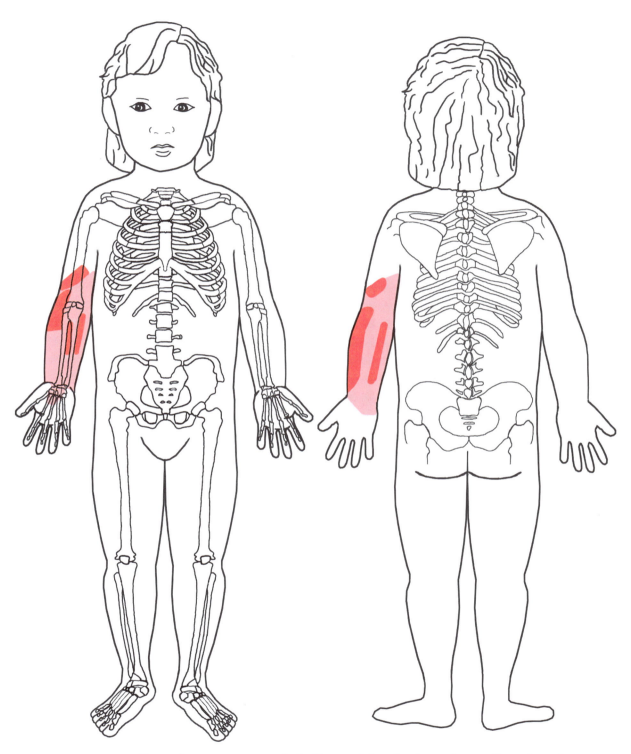

Zone de massage pour le traitement des douleurs du coude et du poignet

Maux, douleurs, contusions, entorses, etc.

Traitement du bas du dos

Consultez votre médecin le plus vite possible si votre enfant se blesse gravement ou souffre d'un traumatisme, si la douleur est sévère et constante, s'il est incapable de supporter son poids à cause de la douleur ou si celle-ci est accompagnée d'engourdissement, de fourmillements, d'un manque de force dans les jambes et les pieds, ou d'une perte de contrôle des intestins ou de la vessie.

Si la douleur est modérée et accompagnée de fièvre et de frissons ou si elle n'est pas soulagée au bout de deux à quatre jours, faites-le examiner par un médecin.

La douleur du bas du dos est heureusement assez rare chez les enfants. Les personnes courant le plus de risques sont nos danseurs, gymnastes, pratiquants d'arts martiaux, joueurs de football et lutteurs. Malgré toute la souplesse qui les caractérise, la somme de travail et d'effort qu'ils appliquent lorsqu'ils s'engagent dans leur activité physique peut parfois provoquer une raideur et une douleur musculaire. Une utilisation abusive ou un étirement trop fort des muscles du dos, des hanches et des fessiers peut induire une douleur dans le bas du dos, de même qu'une extrême tension des tendons du jarret. Nos adolescents sont parfois disposés à s'entraîner, mais peu empressés aux étirements. Lorsque les muscles des tendons du jarret sont très tendus, ils peuvent pousser sur le bas du dos. Pensez à les vérifier lorsque vous travaillez sur votre enfant. Si nécessaire, conseillez-lui d'étirer les muscles à l'arrière des cuisses et ceux situés à l'intérieur, les adducteurs.

Travaillez sur le milieu et le bas du dos de votre enfant, sur les muscles situés de chaque côté de la colonne vertébrale, sur les fessiers, les hanches et les tendons du jarret à l'arrière des cuisses. Repérez les zones de tension dans les muscles, exercez une pression sur les bandes tendues et les points Trigger contenus dans ces muscles pour les libérer. Comptez lentement de 10 à 15 en maintenant la pression sur la zone de tension. Les muscles plus larges des fessiers, des hanches et des cuisses exigeront une pression un peu plus forte que les muscles plus petits et plus minces de la partie supérieure du corps.

Les points Trigger et les bandes tendues de l'érecteur du rachis, du carré des lombes, des grand, petit et moyen fessiers, du pyramidal et des trois muscles des tendons du jarret (biceps fémoral, demi-tendineux et demi-membraneux) peuvent provoquer des douleurs et la restriction d'une série de mouvements dans le bas du dos et les hanches et parfois dans les cuisses et les jambes.

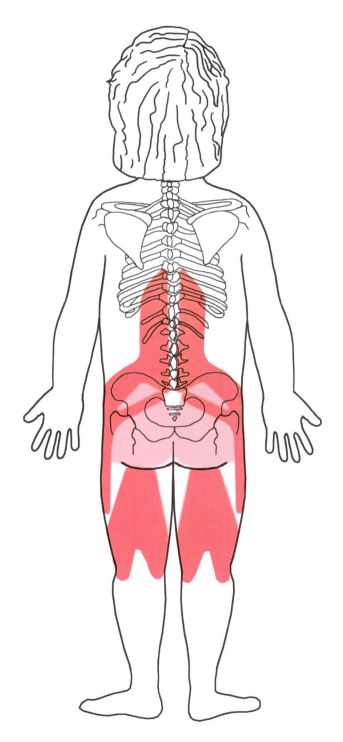

Zone de massage pour le traitement des douleurs du bas du dos

Maux, douleurs, contusions, entorses, etc.

Traitement de la cuisse et du genou

Consultez votre médecin si votre enfant s'est gravement blessé ou a subi un traumatisme suivi de gonflement, de contusion, de chaleur et de rougeur au genou ou s'il est incapable de supporter son poids. Si votre enfant a une douleur au genou qui ne s'améliore pas au bout de trois ou quatre jours, faites-le examiner par votre médecin.

Quand votre petit sort de l'enfance ou lorsqu'il est adolescent, il lui arrive souvent d'avoir mal au genou. Les sources de douleur sont nombreuses, parmi lesquelles l'utilisation abusive ou une tension trop forte des muscles des cuisses et des jambes. Certains des muscles les plus larges, les plus longs et les plus puissants agissent sur l'articulation du genou. Ce sont ces mêmes muscles qui sont impliqués dans l'entraînement vigoureux des athlètes : la course, le saut et les coups de pieds. Ajoutez à cela le fait que les genoux, tout comme les chevilles, supportent le poids du corps tout entier et vous comprendrez la somme de travail qu'ils accomplissent.

Si votre enfant a mal au genou, massez-lui les muscles qui relient les hanches aux genoux et descendez du genou vers le bas de la jambe. Il vous faudra travailler sur le devant et l'arrière de la jambe. Pour commencer, faites allonger votre enfant sur le dos.

Massez l'extérieur de la cuisse, de la hanche au genou. Repérez les zones tendues et sensibles situées entre le milieu de la cuisse et pouvant descendre jusqu'à 5 centimètres au-dessus du genou. Comptez lentement de 5 à 8 en compressant ces zones. Faites de même sur la partie interne de la cuisse en repérant également les zones tendues jusqu'à 5 centimètres au-dessus de l'intérieur du genou. Massez toute la cuisse, de la hanche vers le genou. Dans cette partie du muscle, les zones de tension se trouvent en général plus près de la hanche que du genou.

Faites allonger votre enfant sur le ventre, massez l'arrière des cuisses et la partie supérieure du mollet et recherchez les zones de tension et de sensibilité dans les muscles.

Toutes ces zones décrites ici peuvent être sources de douleur du genou. On peut aussi trouver des tensions dans certaines zones résultant d'une blessure au genou. Que votre enfant souffre d'une douleur, d'une tension ou d'une lésion au genou, le massage de ces muscles sera salutaire pour lui.

Le massage des cuisses libère les bandes tendues dans le groupe des quadriceps : vaste latéral, vaste intermédiaire, droit antérieur, dans le groupe des adducteurs, grand adducteur, moyen adducteur, petit adducteur, dans le groupe des tendons du jarret, biceps fémoral, demi-tendineux et demi-membraneux et jumeaux.

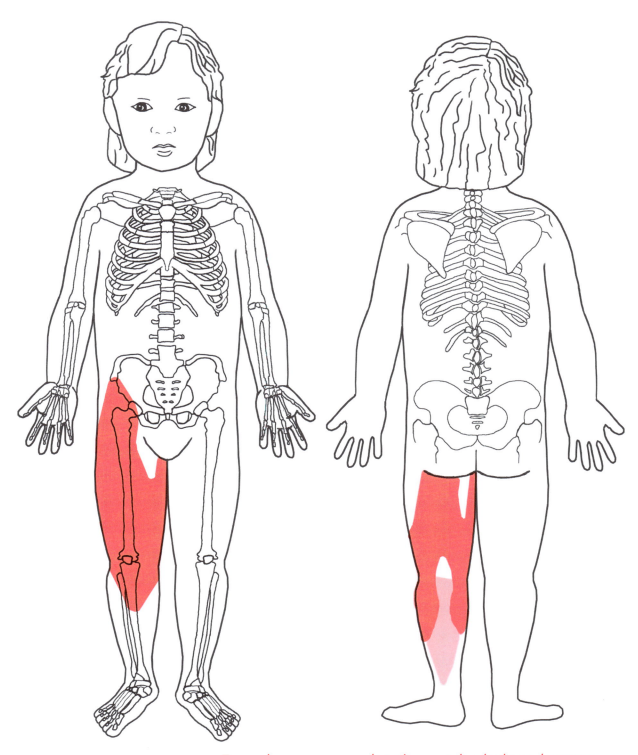

Zones de massage pour le traitement des douleurs du genou

Maux, douleurs, contusions, entorses, etc.

Traitement de la cheville

Consultez votre médecin si votre enfant s'est gravement blessé ou a subi un traumatisme, s'il y a gonflement, contusion, chaleur et rougeur de la cheville ou s'il est incapable de se tenir debout. S'il a une douleur à la cheville qui ne s'améliore pas au bout de trois ou quatre jours, faites-le examiner par votre médecin.

Les blessures à la cheville sont les problèmes les plus couramment rencontrés chez les enfants et les jeunes adultes. Que ce soit en sautant d'un rebord ou sur un trampoline, en faisant de la bicyclette, de la trottinette, en chaussant des patins à roulettes ou en dansant autour de la maison, il est très facile de rouler sur le côté du pied et de se blesser à la cheville. Ce peut être un simple froissement, une foulure ou une fracture. Quoi qu'il en soit, vous pouvez soulager la douleur de votre enfant en travaillant sur les muscles qui maintiennent et permettent de bouger la cheville.

Pour commencer, faites allonger votre enfant sur le dos. Placez un oreiller sous ses genoux afin de pouvoir aisément atteindre tous les muscles de sa jambe. Les nombreux muscles sur lesquels vous allez travailler permettent de maintenir et de stabiliser l'articulation de la cheville. Commencez à l'extérieur de la jambe, juste sous le genou. Massez entre le grand os, le tibia, et le plus petit, le péroné, situé sur la partie externe de la jambe. Commencez sous le genou et descendez vers la cheville externe. Repérez les zones de tension dans la partie du muscle proche du genou, puis à quelques centimètres au-dessus de la cheville. Pratiquez un léger massage autour de l'os de la cheville avec des mouvements circulaires très doux.

Remontez le long de l'intérieur de la jambe et massez la courbe située sous le genou.

Une fois le devant terminé, travaillez sur l'arrière de la jambe. Massez la partie supérieure et épaisse du mollet en repérant les zones tendues dans les parties externe et interne du muscle. Descendez vers le bas de la jambe jusqu'à l'endroit où le muscle s'amincit et se connecte au tendon d'Achille. En vous dirigeant vers la cheville, recherchez les zones de tension qui pourraient s'être formées dans le muscle proche de ce tendon, juste au-dessus de la cheville.

Ce massage permet de relâcher le jambier antérieur, les péroniers court, long et intermédiaire, les jumeaux et le soléaire.

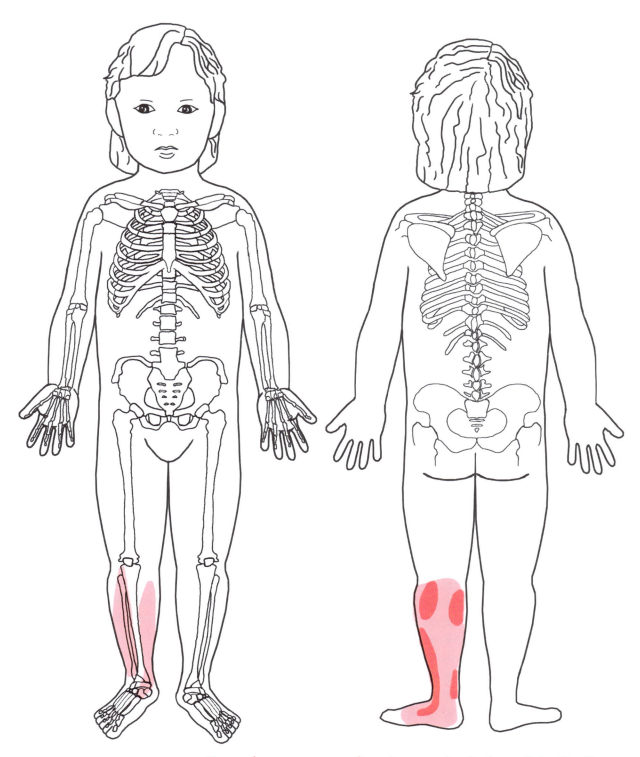

Zones de massage pour le traitement des douleurs de la cheville

MAUX, DOULEURS, CONTUSIONS, ENTORSES, ETC.

Épilogue

LA FONTAINE AU COURANT ININTERROMPU ET LES QUATRE BESOINS FONDAMENTAUX

LORSQUE NOUS évoquons la santé, c'est souvent son aspect physique qui nous vient à l'esprit : forme physique, force, vitalité, bon fonctionnement des organes, absence de maladie. Mais la santé va bien plus loin que la simple attention au corps. L'être humain est une interaction complexe du corps, de l'esprit et des émotions. Au même titre que la forme physique, le bien-être émotionnel et mental doit être cultivé afin d'accéder à la véritable santé.

Votre enfant, votre précieux trésor, beaucoup de vous. En tant que parents, nous élevons nos enfants en espérant que notre influence puisse les aider à devenir des adultes responsables à l'esprit lucide, dotés d'un bon équilibre émotionnel et d'une bonne santé physique. Lorsque vous êtes au stade du « Je veux avoir un bébé », celui où vous essayez de concevoir, vous pensez rarement au fait que non seulement vous aurez ce bébé (qui exigera énormément de vous), mais que celui-ci deviendra un enfant (qui exigera tout autant de vous), puis un adolescent (qui exigera encore davantage), puis un jeune adulte (ouf, on y est presque !) et un jour un père ou une mère avec sa propre famille.

Un parent est comme une fontaine qui ne cesse d'offrir son eau, en un courant ininterrompu. Tout comme elle, vous donnez de vous-même, pourvoyant aux besoins de vos enfants. Tout commence au moment où vous déposez une petite partie de votre corps pour créer une nouvelle vie : le sperme ou l'ovule. Un morceau de papa et de maman a formé ce bébé. Puis le développement de l'enfant se poursuit à l'intérieur du corps de la mère. Votre corps fournit les nutriments, le sang, les fluides et un environnement confortable où il pourra se développer et grandir. Une fois le bébé né, vous continuez à pourvoir à ses besoins. Toutefois, outre la nourriture et les nutriments, vous lui donnez également ce que j'appelle les quatre besoins fondamentaux : soin, amour, support et direction.

Devenir parent est quelque chose de bouleversant, de joyeux, de réfléchi. En donnant naissance à un autre être humain, vous prenez le vœu implicite de lui prodiguer des soins, de l'amour, un support et une direction pour qu'il se développe dans ce monde en vertu de votre désir. Ces vœux sont aussi forts que les engagements du mariage. Ils sont gravés dans votre sang et vos tissus. Soin, amour, support et direction sont *vitaux* pour l'enfant. Bien qu'il soit capable de survivre sans, il ne peut *s'épanouir* en leur absence.

Votre bébé change au fur et à mesure de son développement. Et, ce faisant, ses nécessités changent aussi. En tant que parent, telle une fontaine, vous ne cessez de pourvoir à ses exigences, mais ce que vous donnez et la manière dont vous le faites se modifie au fur et à mesure de sa transformation. Vous agirez différemment avec un bébé et avec un enfant de deux ans ; le comportement d'un parent envers un enfant de deux ans divergera de celui qu'il aurait envers un enfant de huit ans ou un adolescent et ainsi de suite, au fil de la vie de votre enfant, jusqu'au moment où vous réaliserez qu'il est devenu adulte et n'a plus besoin de parent – tout du moins pas de la façon dont vous vous êtes occupé de lui jusqu'à ce moment-là. Et pourtant, tandis que votre enfant se rapproche de l'âge adulte, vous prenez sans doute conscience que votre désir de rester connecté, de donner ne cesse pour ainsi dire jamais. Il ne fait que se transformer au fil du temps.

Élever un enfant est comme cultiver un jardin. À chaque saison et à différents moments de la saison, votre jardin exige de vous quelque chose de différent. Les impatiences ne peuvent être semées à la fin de l'automne et il ne sert à rien de récolter vos tomates avant leur maturation à la fin de l'été. Tout jardinier sait qu'il doit travailler en phase avec les besoins de son jardin. Ce n'est pas vous qui menez la danse, c'est le jardin, mère Nature. De la même façon, quand vous élevez un enfant, vous devez accepter de faire des concessions, de vous soumettre aux besoins changeants de votre enfant. Vous devez accepter de vous adapter à son niveau au fur et à mesure qu'évoluent et changent ses comportements, tout en gardant à l'esprit que votre but est de prendre soin de lui, de l'aimer, de l'aider et de le guider. Vos enfants ont besoin de savoir que vous êtes là pour eux, pour prendre soin d'eux (même s'ils pensent qu'ils pourraient s'en passer), pour les aider (même s'ils déclarent ne pas en avoir besoin) et pour les guider (même s'ils estiment que c'est inutile).

Vos efforts incessants pour pourvoir à ces quatre besoins fondamentaux n'aboutiront pas toujours au succès, mais permettront de tracer un chemin qui pourra vous permettre de vivre ensemble en harmonie.

SOINS

Nous savons tous ce qu'impliquent les soins essentiels à apporter à un bébé : vous l'habillez pour qu'il ait chaud, vous le nourrissez pour que son corps se développe, vous l'abritez pour lui donner un endroit où vivre ; vous le maintenez au sec et au chaud en changeant ses couches humides ou souillées, vous le nourrissez lorsqu'il a faim. Si vous lisez ce livre, vous savez déjà que ce sont des gestes fondamentaux. Maintenant, pensez à ce qui suit : afin de vraiment prendre soin de votre enfant, vous devez le *regarder* et le *voir* pour *comprendre* ses besoins.

Voyez-vous, vous occuper du bien-être émotionnel de votre enfant est aussi nécessaire que de prendre soin de son bien-être physique.

Chaque fois que vous en avez l'occasion, que ce soit au moment où votre enfant se blesse ou tombe malade, où il ressent de la frustration ou de la joie, mettez-vous à sa place. Demandez-vous comment vous vous sentiriez si vous étiez dans ses petites chaussures à cet instant-là. Si vous étiez lui, que voudriez-vous ? Après cela, laissez cette pensée vous dicter votre manière d'agir envers lui.

Pour ce faire, vous devez tout d'abord, et délibérément, mettre *vos* désirs de côté à cet instant précis ; Oubliez *vos* exigences et *vos* besoins pour vous concentrer sur votre petit. Il se peut que vous ayez envie de l'aider ou de le calmer à votre manière, mais qu'il n'y soit pas réceptif à ce moment-là. Si vous voulez vraiment prendre soin de votre enfant, abandonnez vos besoins et répondez aux siens.

Gardez à l'esprit la règle d'or : « Faites aux autres ce que vous voudriez qu'ils vous fassent. » Si vous la suivez, le rôle de parent paraîtra bien plus facile, pour vous comme pour votre enfant. Cependant, l'art d'être parent fondé sur cette doctrine est à la fois incroyablement simple et extrêmement difficile ; en effet, cela exige *d'être présent* pour votre enfant chaque fois que vous êtes avec lui. Aussi étrange que cela paraisse, pour pouvoir faire passer les besoins de votre enfant avant les vôtres, vous devez vous souvenir précisément que c'est vous l'adulte et lui l'enfant. N'est-ce pas ce que sont censés faire les parents ? Qui n'a jamais vu un enfant de trois ans s'accrocher à sa mère en appelant : « Maman ! Maman ! Maman ! » Celle-ci parle à une amie au téléphone et hurle après lui : « Ne vois-tu pas que je suis au téléphone ? » Peut-être avez-vous pensé en votre for intérieur : pourquoi ne demande-t-elle pas simplement à son amie d'attendre une minute pour demander à son petit ce qu'il veut ?

À cet instant, vous reconnaissez que l'enfant est un enfant, et qu'il a besoin de votre attention maintenant, avant que sa frustration ne se transforme en larmes. Cela ne prendrait qu'un instant.

Mais combien sommes-nous à avoir fait la même chose ? Vous êtes en train de préparer le dîner, de regarder la télévision, de travailler sur l'ordinateur ou bien vous rentrez tout juste du travail et ne voulez absolument rien d'autre que changer de vêtements et vous relaxer pour chasser le stress de la journée. Nous le faisons sans même y penser ; nous ne sommes pas suffisamment présents à nous-même pour nous rappeler que nous sommes un parent et que c'est un enfant. Il faut faire un effort mental pour être présent pour votre enfant.

Essayez le plus possible de prendre conscience de vos émotions avant de vous occuper de votre enfant. Si vous discernez une certaine frustration à cause de votre journée de travail bien avant de prendre soin de votre bébé, vous devriez être capable de laisser cette frustration de côté plutôt que la reporter sur l'enfant. Si vous avez conscience que vous bouillez de colère à la suite d'une conversation que vous venez d'avoir, peut-être ne crierez-vous pas après votre enfant pour quelque fait sans importance. Prendre soin de votre enfant commence vraiment par discerner ce qui se passe à l'intérieur de *vous*. Si votre esprit s'égare vers votre travail ou toute autre chose que vous imaginez devoir faire, vous ne pouvez pas être présent pour lui. Vous ne pouvez pas être là pour prendre vraiment soin de votre enfant.

Revenez un instant à votre enfance. Conservez-vous dans votre mémoire quelque chose que l'on vous a dit et qui reste gravé dans votre cœur ou votre esprit ? Les enfants sont étonnamment impressionnables ; la moindre petite chose peut avoir des effets pendant toute une vie. Il y a les blessures involontaires et les cicatrices émotionnelles laissées par une parole proférée d'une manière désinvolte par un parent ou par un professeur : « Que tu es bête ! », « Ne sois pas stupide », « Ne vas-tu pas te taire ? », « Tu es vraiment un rabat-joie », « Laisse-moi tranquille ! » Il y a aussi les critiques que l'on a rapportées sur vous alors que vous étiez à portée de voix : « Elle est un peu grassouillette, elle mange comme un porc », « Qu'il est maladroit ! », « Il me donne tant de fil à retordre, je ne peux le supporter trop longtemps », « Ne l'écoute pas, elle est toujours en train de mentir. »

En tant que parent, il vous faut *réfléchir* avant de laisser échapper ce genre de paroles, afin d'éviter ces blessures émotionnelles que vous n'aviez aucune intention d'infliger à *votre* enfant. Que voulez-vous lui laisser comme souvenir ? Pensez à ce que vous ressentiriez si ce que vous êtes sur le point de dire vous était adressé ou vous concernait. Décidez ensuite si vous voulez l'exprimer ou non.

Malheureusement, il arrive assez souvent qu'involontairement un parent ne tienne aucun compte des sentiments, actions ou croyances de ses enfants et leur dise : « De quoi as-tu si peur ? Sois un grand garçon ! », « Comment peux-tu faire ça à ta sœur, tu es l'aîné ? », « Pourquoi es-tu toujours aussi méchant ? » Ne pas tenir compte d'un enfant, se moquer de lui et de ce qu'il ressent ne fera que l'éloigner de vous. Même si vous n'en aviez pas l'intention, rendez-vous compte que le fait de l'éconduire peut éventuellement le rendre méfiant et l'empêcher de partager ses sentiments avec vous. La connexion, le lien que vous avez avec lui s'érode chaque fois qu'il sent ou entend votre contrariété, votre dédain, votre colère ou votre rejet. Comment pourriez-vous être sa force et son guide si vous le repoussez involontairement ? Comment pourriez-vous l'aider à comprendre le monde dans lequel il se retrouve s'il s'éloigne de vous ?

Les enfants sont très intuitifs. Ils savent, à un certain niveau, quand vous êtes sincère avec eux et quand vous ne l'êtes pas. La sincérité est importante. Si vous mentez à vos enfants ou les induisez en erreur, ils n'auront plus confiance en vous. Sans doute n'en seront-ils pas conscients, mais ils auront la sensation que quelque chose n'est pas juste. Ceci aussi participe à la lente érosion du lien qui vous unit avec votre enfant. Ne lui promettez rien si vous n'avez pas l'intention de tenir votre promesse ; ne proférez pas de menace si vous ne pouvez ou ne voulez pas aller jusqu'au bout de celle-ci. Ils veulent et ont besoin de savoir que vous êtes sincère. Votre intégrité est importante autant pour vous que pour votre enfant. Tenir vos promesses est la démonstration de cette intégrité.

Certains enfants sont beaucoup plus sensibles que d'autres ; ils prennent les choses beaucoup plus à cœur. À quelle catégorie votre enfant appartient-il ? Le savez-vous ? Est-il comme vous étiez à son âge ? Peut-être que oui, peut-être que non. Vous le saurez en l'étudiant.

Les enfants sont naturellement et normalement égocentriques. C'est par leur interaction avec les autres et le monde qui les entoure qu'ils apprennent, au fil du temps, qu'ils ne sont pas le centre de l'univers et que les besoins d'autrui sont tout autant importants que les leurs. J'ai longtemps pensé qu'une personne devient vraiment adulte quand elle a elle-même un enfant à élever. C'est à ce moment-là que nous pouvons surmonter l'égocentrisme enraciné dans l'enfant en *nous*. Lorsque vous devenez parent et prenez soin d'un enfant, vous devez mettre de côté vos désirs immédiats et vous occuper des siens. Vous placez les besoins de votre bébé au-dessus des vôtres, quel que soit votre état. Vous *voulez* retourner dormir, mais vous ne pouvez le faire car votre bébé a besoin de vous ; vous *voulez* prendre une douche, faire une promenade ou savourer seule une tasse de café, mais vous ne pouvez pas parce que votre bébé pleure ou bien qu'il est l'heure de l'habiller pour l'école. En tant que parent, vous apprenez à donner de votre personne, que vous en ayez envie ou non. En tant qu'être humain, c'est une merveilleuse expérience de développement personnel. Si vous acceptez le défi aussi sérieusement que vous le feriez pour votre carrière professionnelle ou vos études supérieures, vous devenez un *véritable* adulte : quelqu'un qui agit à partir de ce qu'il sait, malgré ce qu'il ressent.

AMOUR

Qu'est-ce que l'amour ? Il en existe de nombreuses sortes : l'amour envers les parents, les frères et sœurs, l'époux, les enfants. Ils sont tous différents les uns des autres. Cependant, une chose s'applique à tous : vous ne faites qu'expérimenter l'amour, vous *ressentez* l'amour lorsque vous aimez. *C'est dans l'action d'aimer que vous expérimentez le sentiment d'amour.* Vous pouvez vous réjouir, apprécier le sentiment d'être aimé, mais vous ne ressentirez l'amour que lorsque vous aimerez vous-même.

Nombreuses sont celles qui ont expérimenté cette adoration qui ne faiblit jamais et qui vous envahit d'une manière totalement inattendue en voyant, en sentant et en tenant leur bébé dans les bras pour la première fois. Ce jaillissement d'amour est un don de l'univers (de Dieu ou de la force supérieure, selon le nom que nous lui donnons), dont nous sommes pénétrés. Cette expérience ne fait que nous enseigner combien notre capacité d'amour est profonde. Vous faites fond sur cet étang d'amour intérieur et l'utilisez comme une ressource. C'est lui que vous appelez dans votre for intérieur à quatre heures du matin lorsque votre bébé pleure et que vous n'arrivez pas à le consoler, ou qu'il est totalement réveillé et prêt à jouer. C'est lui qui endigue la frustration et vous empêche de lui faire du mal. Cet amour d'un parent pour son enfant est un phénomène merveilleux, joyeux et divin.

Mais comment orienter ce profond puits d'amour que vous ressentez pour votre enfant ? Certains cèdent à tous ses caprices en pensant que c'est par amour qu'ils le laissent manger des glaces plusieurs fois par jour, parce que c'est ce qu'il veut et qu'ils ne peuvent supporter de le voir malheureux. Mais est-ce vraiment de l'amour ?

Je pense que l'amour véritable envers un enfant allie la profonde affection qu'on lui porte avec le désir et le besoin de faire ce qui est le mieux pour lui, à court terme comme à long terme. Comment savoir ce qui lui convient le mieux ? Ne prenez pas ses seuls désirs en compte, mais aussi ses besoins, au mieux de vos capacités, puis faites passer ses besoins avant les vôtres.

Par exemple, supposons que votre enfant de quatre ans adore les bonbons. Vous pouvez comprendre cela. Vous en avez toujours plein la maison parce que vous les aimez tous les deux. Votre petite fille a pris l'habitude de vous importuner dès le matin pour en avoir, et vous n'avez pas envie de vous bagarrer avec elle toute la journée. Toutefois, elle commence à avoir des problèmes de poids et peut-être l'un de vos parents souffre-t-il de diabète.

Regardez un peu vers l'avenir. Imaginez : si vous la laissez manger autant de bonbons qu'elle le désire, votre fille risque d'avoir des problèmes de poids encore plus accentués au moment de l'adolescence (la pire des choses qui puisse arriver à une adolescente). Plus tard, si elle continue à manger une grande quantité de sucre blanc et de produits à base de farine blanche, elle deviendra diabétique – la prédisposition génétique de cette maladie est indéniable.

Alors, que faire ? Si vous placez réellement les besoins de votre enfant avant les vôtres, vous pouvez agir de différentes manières :

1. Vous lui dites que les bonbons sont réservés pour les occasions spéciales et ne sont pas une nourriture quotidienne. Expliquez-lui que ce n'est pas bon pour elle et qu'elle ne peut tout simplement pas en avoir chaque fois qu'elle le désire. Il vous faudra peut-être vous disputer avec elle et y revenir plusieurs fois par jour, durant plusieurs jours, jusqu'à ce qu'elle soit persuadée que vous n'allez pas changer d'avis.
2. Vous jetez tous les bonbons que vous avez chez vous afin qu'elle ne soit pas tentée. Puis vous cessez d'en acheter.
3. *Vous* arrêtez de manger des bonbons devant elle. Ils ne seront plus consommés que lors d'occasions spéciales ; ainsi, dans le meilleur des mondes, peut-être lui aurez-vous épargné de suivre une voie qui l'aurait conduite, dans les années suivantes, à la douleur et à la souffrance dues à des problèmes de poids et de santé. Vous avez sacrifié votre désir de ne pas vous bagarrer avec elle maintenant pour son bien-être immédiat et, espérons, futur. En agissant ainsi, vous avez pratiqué le véritable amour.

Ceci ne concerne pas uniquement la nourriture. Nous laissons nos enfants faire ce qu'ils veulent parce que nous ne voulons pas qu'ils soient fâchés avec nous ou parce que nous nous sentons coupables d'être restés trop longtemps au travail ou encore parce que nous sommes simplement trop fatigués pour nous disputer avec eux. Nous pouvons montrer trop d'indulgence en laissant notre enfant trop longtemps devant l'ordinateur ou la télévision, en lui permettant de garder ses amis à la maison ou en le laissant maltraiter sa baby-sitter. Quel que soit le problème, commencez par vous demander sur quoi va déboucher un tel comportement, si c'est dans l'intérêt de l'enfant de lui permettre de continuer, quelle sorte de personne il va devenir à long terme s'il continue à suivre ce chemin. Si la réponse ne vous satisfait pas, appelez alors cette fontaine d'amour intérieur et bagarrez-vous avec votre enfant. Aimez-le. Vraiment. Dans son intérêt.

SOUTIEN

J'aime évoquer le soutien comme la contrepartie pratique de l'amour parental. Pour moi, le soutien consiste à certifier que vous serez toujours là pour aider votre enfant, chaque fois qu'il le faudra et en toutes circonstances. Votre rôle de soutien permettra à votre enfant de développer, puis de renforcer son sentiment d'individualité ainsi que sa confiance en vous. Cela commence dès la petite enfance – ce cri venant du berceau, cet appel au réconfort. Si vous y répondez, votre enfant commencera à apprendre que vous serez là pour lui. Il comprendra qu'il peut vous faire confiance, qu'il n'est pas tout seul, que vous êtes là pour l'aider, prendre soin de lui, l'assister quels que soient ses besoins et quel que soit le moment. C'est exactement ce lien de confiance que vous voulez établir au fil des années afin que, lorsque votre enfant deviendra adolescent et fera pour la première fois l'expérience de l'alcool avec des amis, en exagérant peut-être un peu, ce soit *vous* qu'il appelle à une heure du matin pour que vous veniez le chercher.

Un respect mutuel est le fondement de cette relation. Un enfant est un cadeau précieux qui mérite d'être aimé et apprécié. En tant que parent, vous devez comprendre que vous *choisissez* de faire venir cette entité dans ce monde. Vous vouliez un enfant. Là encore, mettez-vous à sa place, ce n'est pas si difficile, nous avons tous été enfant un jour. Lorsque votre petit de trois ans vous « aide » à faire la vaisselle, de son point de vue, il vous aide vraiment et il est fier du travail qu'il fait. Il y aura certainement de l'eau partout et il vous faudra deux fois plus de temps pour nettoyer la cuisine. Pourtant, vous lui dites que c'est bien, qu'il est d'une grande aide. Que ses petites mains ne soient pas capables de faire les choses correctement n'en diminue pas pour autant l'effort qu'il fait. Soutenez ses efforts, appréciez-les ; permettez-lui de se sentir fier de sa performance.

Si vous encouragez les efforts de votre enfant et l'aidez à réussir une nouvelle tâche, il prend véritablement conscience de sa propre valeur tout en comprenant que vous voulez le voir réussir. L'aider à réussir ne veut pas dire faire ses devoirs à sa place, ni lui dire qu'il est trop jeune ou trop petit pour tenter quelque chose qu'il désire fortement. C'est lui donner l'opportunité d'essayer. C'est lui apprendre que s'il échoue la première fois (ce qui est souvent le cas – ne l'est-ce pas pour la plupart d'entre nous ?), il a tout simplement besoin de pratiquer. C'est l'amener à comprendre qu'il peut prendre des forces et s'améliorer par ses propres efforts, et c'est lui fournir les opportunités de faire ces efforts seuls – avec vos encouragements.

Le revers de la médaille est tout aussi important. Essayez de comprendre les limitations innées de votre enfant. Si vous le poussez à dépasser ce qu'il a déjà réalisé, veillez à ce qu'il soit prêt émotionnellement et physiquement à franchir cette étape. Ne forcez pas votre enfant à marcher s'il ne peut pas déjà s'asseoir ou ramper à quatre pattes. Ne lui demandez pas de jouer du violon pour la famille si cela le met mal à l'aise. Frustration et autodévalorisation prennent naissance lorsque nous nous retrouvons face à une tâche que nous sommes encore incapables d'accomplir avec succès.

Que vous souteniez votre enfant lorsqu'il fait ses premiers pas ou lorsque vous lui apprenez à conduire, votre attitude est pratiquement la même : je suis ici pour t'aider du mieux que je peux et je serai toujours là tant que tu auras besoin de moi.

Ce que vous faites en soutenant votre enfant, c'est pratiquer le respect de sa souveraineté en tant qu'être humain. En fin de compte, vous l'aidez à être indépendant et autosuffisant. N'est-ce pas la chose même que nous, parents, nous efforçons de faire ?

DIRECTION

Lorsque l'un de nos amis demanda à mon fils, Mark, ce qui pourrait empêcher un enfant d'avoir de mauvaises fréquentations et d'être impliqué dans la drogue ou l'alcool, il répondit que c'était d'entretenir une relation étroite avec sa famille. Nous avons passé beaucoup de temps ensemble, autant que nous pouvions, malgré le fait que mon mari, Steve, et moi avions des vies professionnelles très actives, que Mark allait à l'école et pratiquait de nombreuses activités extrascolaires. Nous dînions ensemble le plus souvent possible et, la plupart du temps, Mark passait ses soirées avec l'un de ses parents. Nous n'avions pas établi d'heures fixes pour nous réunir. C'étaient des moments où nous étions simplement ensemble – au dîner, en regardant la télévision, en nettoyant la cuisine, en partageant les rituels du bain et du coucher. Mais Steve et moi nous engagions à *être* vraiment avec Mark quand nous étions avec lui. En d'autres termes, nous nous efforcions d'être là émotionnellement pour lui, de faire attention à lui. Nous laissions, autant que faire se peut, le travail au travail ; nous ne discutions de nos problèmes personnels que lorsque nous étions seuls. Nous tentions de faire de chaque aubaine passée en famille des moments que l'on pourrait appeler « moments de qualité en famille ». À vrai dire, c'était un plaisir pour moi.

Que signifie « moment de qualité en famille » ? Je pense qu'il y a une incompréhension générale qui suppose qu'un moment de qualité implique des événements planifiés à l'avance ; en réalité, il peut survenir à chaque moment de la journée. Être en voiture ensemble, même si ce n'est qu'un tour de quinze ou vingt minutes, offre une parfaite opportunité de se parler. Il y a assez de temps pour discuter de tas de choses : « Comment va l'école ? Comment s'est passé ton test de math ? As-tu aimé la danse aujourd'hui ? Non. Pourquoi ? » Ce sont des moments semblables qui nous donnent l'opportunité de partager et d'apprendre l'un de l'autre.

Considérez un père qui parle sur son portable tout en poussant sa fille sur une balançoire ou en allant avec elle chez l'épicier. Il ne passe pas de temps avec son enfant. Il fait des affaires au téléphone et se justifie à ses propres yeux en pensant qu'il s'occupe d'elle. Que rate-t-il ? La profonde joie de partager le délice de son enfant alors que la balançoire monte de plus en plus haut. Il ne réalise pas qu'il pourrait participer à cette joie par le simple fait de la regarder. Que rate-t-elle ? Une chance de parler avec son père et d'apprendre à le connaître. Combien sommes-nous à n'avoir jamais su quel genre de personnes étaient nos parents jusqu'à ce que nous soyons nous-mêmes adultes ? Quel dommage !

Les moments de qualité se trouvent dans chaque moment particulier passé ensemble au cours des quelques courtes années où votre enfant vit à la maison avec vous. C'est souvent durant ces minutes que vous guidez tranquillement votre enfant.

Je pense que le vieil adage « Fais ce que je dis, mais pas ce que je fais » est une directive très erronée. Je pense aussi que le genre d'humain que vous êtes est bien plus important que le genre de travail que vous faites. Les enfants apprennent par l'exemple. Ils sont comme des éponges, absorbant tout ce qu'ils voient et entendent. Vous – dans vos actions, vos paroles, vos intérêts, dans ce que vous êtes – établissez un exemple à suivre pour vos enfants. Lorsque vous les voyez imiter votre comportement et votre façon de parler, que voyez-vous ? Guider votre enfant est tout autant bénéfique pour vous que pour lui.

Selon moi, il est très important d'instiller la graine de l'amour pour notre Terre mère, Gaia, pour la nature à laquelle nous appartenons. Nous ne sommes qu'un fragment, un minuscule composant de ce tout. Partant de cette croyance, je pense qu'il est nécessaire d'enseigner à nos enfants le respect de toute chose vivante : animaux, plantes et notre grande mère, la Terre, sur laquelle nous vivons. Nous faisons partie d'un vaste univers qui contient des merveilles extraordinaires que nous négligeons parfois de voir.

Je me rappelle quand la petite fille de mon fils, âgée de quelques semaines, commença à voir le monde autour d'elle. Elle semblait si surprise qu'elle ne voulait pas dormir. Si nous pouvons voir ces merveilles, nous devons les transmettre à nos enfants. Comment considérez-vous la nature ? Comment prenez-vous soin des animaux qui partagent votre foyer, des écureuils et des oiseaux qui vivent dans votre jardin, des réserves d'eau locales ? Qu'entendent vos enfants lorsque vous parlez de vos parents, de vos frères et sœurs, de leurs professeurs, de leurs amis, de vos amis ? Si vos enfants vous voient agir comme un être plein d'attention et de soutien, et si vous leur apprenez à penser aux besoins de toutes les autres créatures, vous les guiderez pour qu'ils le deviennent à leur tour.

Puis, il y a les actions de tous les jours qui servent de guide à leur manière. Je me rappelle la première fois où j'ai fait des pommes de terre bouillies pour Mark quand il était très petit. Je commençais à mettre du beurre et du sel dessus, tout comme je le faisais pour moi. Puis me vint à l'esprit l'idée que, s'il ne commençait pas à absorber du sucre ou du sel maintenant, il ne développerait peut-être pas l'envie d'en manger. Je décidais alors d'ajuster ma façon de cuisiner pour lui (et pour moi par la même occasion), en éliminant le sel et le beurre de cette pomme de terre, ce soir-là. Bien m'en prit. Il aime le goût des aliments naturels – et non l'assaisonnement qui les transforme.

Nous pouvons facilement orienter la façon de manger de nos enfants ; avec les premiers aliments que vous leur donnez, vous entraînez leur palais. Pensez-y à deux fois avant d'offrir à votre enfant un aliment à très haute teneur en sucre, en sel ou en graisse, des aliments vite préparés ou qui contiennent des ingrédients artificiels, des produits chimiques ou des conservateurs. (Je pense que si vous ne pouvez prononcer le nom d'un ingrédient, vous ne devriez pas le consommer). Donnez-lui des céréales complètes, des fruits et des légumes de saison, de la volaille, du poisson, du bœuf et du porc, des œufs, des produits laitiers non gras, de l'eau minérale. Nourrissez votre enfant de la manière dont vous aimeriez qu'il mange toute sa vie. Au fil des années, j'ai rencontré un grand nombre de parents très attentifs aux aliments que leurs enfants sont autorisés à consommer, mais peu soucieux de leur propre alimentation. Nourrissez-vous aussi bien que vous nourrissez vos enfants – et avec de la chance vous serez en bonne santé et assez résistant pour pouvoir voir vos enfants élever leurs propres enfants.

Dans le même ordre d'idée, quelle quantité d'exercice faites-vous ? Combien pensez-vous que vous devriez en faire ? Incitez vos enfants à sortir et à bouger. Les efforts physiques sont essentiels au bon fonctionnement du corps, tant pour les enfants que pour les adultes. Que ce soit rouler à bicyclette, courir avec les autres enfants du voisinage, faire une grande promenade ou un tour à vélo, jouer au ballon, nager, danser, faire du patin ou des arts martiaux, incitez vos enfants à prendre plaisir à l'exercice. Et joignez-vous à eux. C'est amusant.

De nos jours, presque tout le monde sait que nous passons trop de temps assis. Que vous soyez face à un ordinateur ou à un écran de télévision, rester devant trop longtemps entraîne une tension du corps, des yeux et de l'esprit. Laisser votre enfant passer trop de temps devant un ordinateur (surtout si vous ne vérifiez pas les sites sur lesquels il va ou auxquels il participe) n'est pas une bonne idée. Il en est de même pour les jeux vidéo durant des heures d'affilée. Ces jeux permettent certainement de développer la coordination des yeux et des mains, mais sont souvent violents par nature. Et d'une certaine manière, le laisser regarder pendant des heures les violences présentées de façon explicite à la télévision ne semblent pas être la meilleure façon d'apprendre à votre enfant la nature du monde dans lequel il vit. (Si la télévision et le cinéma reflètent réellement notre vie et notre société, alors nous avons désespérément besoin de changer les choses).

Nous préparons la voie sur laquelle nos enfants marcheront pendant longtemps, tant du point de vue émotionnel que physique. Nous devons penser à ce que nous faisons et à la manière dont nous le faisons. Nous essayons de guider nos enfants d'une manière réfléchie et attentive, ceci grâce à la fontaine de l'amour sans fin que nous avons pour eux. Tout ce que nous voulons, c'est que nos enfants soient heureux. Mais parfois, ce qui nous rend heureux n'est pas ce qui *les* rend heureux. Nous devons comprendre qu'ils ont leurs propres préférences, que nous devons respecter. Chacun vit sa vie. Chacun a besoin de la vivre de manière authentique et nous devons leur faire confiance dans le choix qu'ils font. Ils auront leurs propres leçons à apprendre. Nous ne pourrons leur éviter les blessures qu'ils rencontreront inévitablement. Nous pouvons néanmoins les aider à devenir des êtres capables de faire face aux intempéries, quels que soient les orages qu'ils auront à affronter au cours de leur vie, et leur apprendre à en tirer des leçons en regard de la vie et d'eux-mêmes. Khalil Gibran, le prophète libanais, exprime merveilleusement bien cette pensée. Il écrit : « Vos enfants ne sont pas vos enfants… Ils sont venus par votre intermédiaire… et pourtant ils ne vous appartiennent pas… Vous êtes les arcs desquels vos enfants, comme des flèches vivantes, sont envoyés. » (Khalil Gibran, *Le Prophète*).

Guidez vos enfants, prenez soin d'eux, aimez-les, soutenez-les, mais comprenez que vous ne les possédez pas, de même qu'ils ne vous possèdent pas. Vous êtes à jamais liés et pourtant, chacun est un individu séparé comme les doigts d'une main. Lorsque viendra pour eux le temps de partir, laissez-les aller. Laissez-les être les adultes qu'ils sont. Respectez-les pour ce qu'ils sont devenus.

Et prenez plaisir également à cette étape. Cela fait partie du passage.

Conclusion

NOTE D'UN ENFANT À SES PARENTS

Il y a environ vingt-cinq ans, j'ai trouvé dans un journal une publicité pour un club de gymnastique local. Elle disait : « L'auteur du message ci-dessus m'est malheureusement inconnu. Ce n'est qu'un passage d'un texte écrit il y a de nombreuses années. Mes enfants sont maintenant adultes et, malheureusement, je dois avouer m'être rendu coupable de ne pas avoir répondu aux nombreuses requêtes figurant dans ce message. Je crois en la vertu de ces conseils. Je n'espère pas tant que vous rejoigniez le club, mais que vous découpiez ce passage pour quand vos enfants grandiront. »

J'ai suivi cette suggestion. Je l'ai découpé au moment où grandissaient mes enfants. Je vous le transmets, si vous souhaitez en faire de même. Durant les années qui ont suivi sa découverte, j'ai maintes fois médité le contenu de ce message et son sens.

Message d'un enfant à ses parents

1. Ne me gâtez pas. Je sais parfaitement que tout ce que je demande n'est pas un dû. Je ne fais que vous tester.
2. N'ayez pas peur d'être ferme avec moi. Je préfère. Cela me rassure.
3. Ne me laissez pas prendre de mauvaises habitudes. Je dois me reposer sur vous pour les détecter dans la petite enfance.
4. Ne me faites pas sentir plus petit que je ne le suis. Cela ne m'incitera qu'à adopter un stupide comportement de « grand ».
5. Ne me corrigez pas devant d'autres personnes, si possible. Je ferai bien plus de cas de vos reproches si vous m'en parlez tranquillement et en privé.
6. Ne me faites pas sentir que mes fautes sont des péchés. Cela contrarie mon sens des valeurs.
7. Ne me protégez pas des conséquences. J'ai parfois besoin d'apprendre par la voie douloureuse.
8. Ne soyez pas trop triste lorsque je dis : « Je te déteste. » Généralement, ce n'est pas vous que je déteste, mais votre pouvoir de me contrarier.

9. Ne vous inquiétez pas trop de mes petits maux. Ils ne servent parfois qu'à attirer l'attention dont j'ai besoin.
10. Ne me faites pas continuellement des remarques ou je serai obligé de me protéger en faisant la sourde oreille.
11. N'oubliez pas que je ne sais pas exprimer ce que je ressens aussi bien que je le voudrais. C'est pourquoi je ne suis pas toujours précis.
12. Ne me rembarrez pas si je pose des questions. Si vous le faites, vous constaterez que j'ai arrêté d'en poser et vais chercher ailleurs mes informations.
13. Ne soyez pas inconséquents. Cela me plonge dans la confusion la plus totale et me fait perdre confiance en vous.
14. Ne me dites pas que mes peurs sont ridicules. Elles sont terriblement réelles et il est en votre pouvoir de me rassurer si vous essayez de comprendre.
15. N'insinuez jamais que vous êtes parfaits ou infaillibles. Ce sera un trop grand choc quand je découvrirai que vous n'êtes ni l'un ni l'autre.
16. Ne pensez jamais que ce n'est pas digne de vous de vous excuser auprès de moi. Contrairement à toute attente, une excuse sincère ne fait qu'ajouter à l'affection que je vous porte.
17. N'oubliez pas que j'aime expérimenter les choses. Je ne pourrais pas m'en sortir sans cela. Aussi, ne vous y opposez pas.
18. N'oubliez pas combien je grandis vite. Ce doit être difficile pour vous de suivre mon rythme, mais s'il vous plaît, essayez.
19. N'oubliez pas que je ne peux m'épanouir sans beaucoup d'amour et de compréhension, mais je n'ai pas besoin de vous le dire, n'est-ce pas ?
20. S'il vous plaît faites tout pour rester en forme et en bonne santé. J'ai besoin de vous.

Appendice

POINTS D'ACUPUNCTURE COURAMMENT UTILISÉS

CEUX QUI connaissent bien la terminologie anatomique trouveront ici les localisations précises de points d'acupuncture. Ce sont des spécificités anatomiques que les pratiquants de la médecine orientale ont besoin de connaître afin de placer leurs aiguilles avec précision. Notez que l'unité standard de mesure dans la science de guérison orientale est le *tsun*. Il représente la largeur d'un pouce ou la longueur de la phalange médiane de l'index *de la personne qui est traitée.*

Les points d'acupuncture figurant dans cette liste sont ceux que l'on utilise le plus souvent dans les traitements détaillés dans ce livre.

Points couramment utilisés sur le méridien Poumon grand yin du bras (P)

1 P : Sur le côté de la poitrine, 6 *tsun* à partir de la ligne centrale, dans le premier espace intercostal.

2 P : Sous la partie latérale de la clavicule, 6 *tsun* à partir de la ligne centrale, dans le triangle du delto-pectoral.

5 P : Au pli cubital, latéralement au tendon du muscle biceps brachial.

6 P : Sur l'avant-bras radial, 5 *tsun* sous le 5 P.

7 P : Sur la proéminence styloïde, 1,5 *tsun* au-dessus de la transverse du pli du poignet.

9 P : Sur la transverse du pli du poignet, dans la dépression du côté de l'artère radiale.

10 P : Au centre du premier os métacarpien sur l'éminence là où la peau de la paume rejoint la peau de la surface dorsale de la main.

11 P : Sur le côté radial du pouce, approximativement 1 *tsun* du coin de la racine de l'ongle.

Points couramment utilisés sur le méridien Côlon yang lumineux du bras (Co)

1 Co : Sur le côté radial de l'index, à environ 1 *tsun* de la racine de l'ongle.

2 Co : Sur le côté radial de l'index, distal de l'articulation métacarpe-phalange.

4 Co : Au centre du deuxième métacarpe, sur son côté radial.

11 Co : Dans la dépression formée en fléchissant légèrement le coude, à l'extrémité latérale de la pliure cubitale, entre 5 P et l'épicondyle latéral de l'humérus.

20 Co : Près du milieu de l'aile nasale, dans la cavité naso-labiale.

Points couramment utilisés sur le méridien
Estomac yang lumineux de la jambe (E)

1 E : À mi-chemin entre le bord sous-orbital et l'orbite oculaire.

9 E : Sur une ligne horizontale par rapport au cartilage de la thyroïde (la pomme d'Adam), sur le bord antérieur du muscle sterno-cléi-do-mastoïdien.

10 E : Sur le bord antérieur du muscle sterno-cléido-mastoïdien, à mi-chemin, entre 9 E et 11 E.

11. E : Sous 10 E, au-dessus de la clavicule, entre les têtes sternale et claviculaire du muscle sterno-cléido-mastoïdien.

12 E : À mi-chemin de la fosse supra-claviculaire, sur la ligne mammaire.

25 E : 2 *tsun* de chaque côté de l'ombilic.

36 E : 3 *tsun* sous la marge distale de la rotule, à une largeur de doigt latéralement à la crête du tibia.

37 E : 3 *tsun* sous 36 E.

40 E : 5 *tsun* sous 36 E, 1 *tsun* latéralement au côté de la crête du tibia.

43 E : Dans la dépression distale de la jonction des deuxième et troisième métatarses.

44 E : Distal de la deuxième articulation métatarse-phalange, proche de la lisière du tissu entre le deuxième et le troisième orteil.

Points couramment utilisés sur le méridien
Rate grand yin de la jambe (R)

3 R : Proximal et inférieur à la tête du premier métatarse dans la partie médiane du pied.

4 R : Distal et inférieur à la base du premier métatarse dans la partie médiane du pied.

6 R : 3 *tsun* proximal de l'extrémité de la malléole médiale, sur le bord postérieur du tibia.

10 R : 2 *tsun* proximal de la bordure médio-supérieure de la rotule, au centre de la masse charnue du muscle médial quadriceps, le vaste intermédiaire.

11 R : 6 *tsun* proximal du 10 R.
21 R : 5 *tsun* distal de l'aisselle sur la ligne médiane du sixième espace intercostal.

Points couramment utilisés sur le méridien Cœur yin inférieur du bras (C)

3 C : À l'extrémité médiale de la pliure cubitale transversale que l'on repère en fléchissant le bras.
6 C : Sur le poignet, côté cubitus, 5 *tsun* proximal de la pliure du poignet, radial au tendon du fléchisseur carpi-cubital.
7 C : Côté cubitus de la pliure du poignet, près de l'os pisiforme, radial au tendon du fléchisseur carpi-cubital.
8 C : Sur la surface de la paume entre les quatrième et cinquième métacarpes, là où repose l'extrémité de l'auriculaire lorsque l'on ferme légèrement le poing.
9 C : Sur le côté radial de l'auriculaire, 1 *tsun* proximal du coin de la racine de l'ongle.

Points couramment utilisés sur le méridien Intestin grêle grand yang du bras (IG)

17 IG : Postérieur à l'angle de la mandibule, antérieur au muscle sterno-cléido-mastoïdien.
19 IG : Dans la dépression formée lorsque la bouche est ouverte, antérieur au tragus de l'oreille.

Points couramment utilisés sur le méridien Vessie grand yang de la jambe (V)

1 V : 1 *tsun* supérieur à l'angle interne de l'œil.
2 V : À l'extrémité médiale du sourcil dans l'encoche supra-orbitale.
12 V : 1,5 *tsun* latéralement à la bordure inférieure du système épineux de la deuxième vertèbre dorsale.
13 V : 1,5 *tsun* latéralement à la bordure inférieure du système épineux de la troisième vertèbre dorsale.
15 V : 1,5 *tsun* latéralement à la bordure inférieure du système épineux de la cinquième vertèbre dorsale.
17 V : 1,5 *tsun* latéralement à la bordure inférieure du système épineux de la septième vertèbre dorsale.
18 V : 1,5 *tsun* latéralement à la bordure inférieure du système épineux de la neuvième vertèbre dorsale.
20 V : 1,5 *tsun* latéralement à la bordure inférieure du système épineux de la onzième vertèbre dorsale.

21 V : 1,5 *tsun* latéralement à la bordure inférieure du système épineux de la douzième vertèbre dorsale.

22 V : 1,5 *tsun* latéralement à la bordure inférieure du système épineux de la première vertèbre lombaire.

23 V : 1,5 *tsun* latéralement à la bordure inférieure du système épineux de la deuxième vertèbre lombaire.

25 V : 1,5 *tsun* latéralement à la bordure inférieure du système épineux de la quatrième vertèbre lombaire.

26 V : 1,5 *tsun* latéralement à la bordure inférieure du système épineux de la cinquième vertèbre lombaire.

28 V : Au niveau du deuxième foramen sacré, dans la dépression entre la bordure médiale de la colonne iliaque postérieure-supérieure (CIPS) et le sacrum.

34 V : Dans le quatrième foramen sacré 1,5 *tsun* latéralement à la ligne médiane.

39 V : À l'extrémité latérale de la pliure du poplité, médial au tendon du biceps fémoral.

52V : 3 *tsun* latéralement à la lisière inférieure du système épineux de la seconde vertèbre lombaire.

58 V : Sur la bordure postérieure du péroné, sur le bord antérieur-latéral du jumeau, 7 *tsun* proximal de la partie médiale du calcaneum (os du talon).

63 V : Antérieur et inférieur à l'extrémité de la malléole latérale, dans la dépression inférieure à l'os cuboïde.

64 V : Postérieur à la tubérosité du cinquième métatarse sur la partie latérale du pied.

65 V : Proximal de la tête du cinquième métatarse sur la partie latérale du pied.

66 V : Distal et légèrement inférieur à l'articulation du cinquième métatarse-phalange.

67 V : Sur la partie latérale du petit orteil, 1 *tsun* proximal du coin de la racine de l'ongle.

**Points couramment utilisés sur le méridien
Rein yin inférieur de la jambe (Re)**

3 Re : Dans la dépression située à mi-chemin entre l'extrémité de la malléole médiale et le tendon d'Achille.

6 Re : 1 *tsun* sous la malléole médiale

7 Re : 2 t*sun* proche de 3 Re, à la lisière antérieure du tendon d'Achille

16 Re : 5 *tsun* latéralement à l'ombilic

22 Re : Dans le cinquième espace intercostal, 2 *tsun* latéralement à la ligne médiane.

23 Re : Dans le quatrième espace intercostal, 2 *tsun* latéralement à la ligne médiane

24 Re : Dans le troisième espace intercostal, 2 *tsun* latéralement à la ligne médiane.

25 Re : Dans le deuxième espace intercostal, 2 *tsun* latéralement à la ligne médiane.

26 Re : Dans le premier espace intercostal, 2 *tsun* latéralement à la ligne médiane.

**Points couramment utilisés sur le méridien
Péricarde yin absolu du bras (PC)**

3 PC : Au centre de la pliure cubitale transverse, sur le côté cubitus du tendon du muscle biceps brachial.

5 PC : 3 *tsun* proximal de la pliure cubitale transverse du poignet, entre les tendons du grand palmaire et du fléchisseur carpi-radial.

6 PC : 2 *tsun* proximal de la pliure transverse du poignet, entre les tendons du grand palmaire et du fléchisseur carpi-radial

7 PC : À la pliure transverse du poignet, entre les tendons du grand palmaire et le fléchisseur carpi-cubital.

8 PC : Dans le centre de la paume entre les deuxième et troisième métacarpes, proximal de l'articulation du troisième métacarpe-phalange.

9 PC : Sur le côté radial de l'index, 1 *tsun* proximal du coin de la racine de l'ongle.

**Points couramment utilisés sur le méridien
Triple réchauffeur yang inférieur du bras (TR)**

3 TR : Sur le dos de la main, proche de l'articulation du quatrième métacarpe-phalange.

5 TR : 2 *tsun* au-dessus de la pliure transverse du poignet dorsal, entre le radius et le cubitus.

6 TR : 3 *tsun* au-dessus de la pliure transverse du poignet dorsal, entre le radius et le cubitus.

17 TR : Dans l'espace entre l'angle de la mandibule et du mastoïdien, derrière le lobe de l'oreille.

21 TR : Dans la dépression formée lorsque l'on ouvre la bouche, antérieur et supérieur au tragus de l'oreille, directement au-dessus du 19 IG.

Points couramment utilisés sur le méridien
Vésicule biliaire yang inférieur de la jambe (VB)

2 VB : Dans la dépression formée lorsque l'on ouvre la bouche, inférieur et antérieur au tragus de l'oreille, directement sous 19 IG.

11 VB : Postérieur à l'oreille, supérieur au système mastoïde, horizontalement au tragus de l'oreille.

14 VB : Sur le front, 1 *tsun* au-dessus du milieu des sourcils.

20 VB : À la base de l'occiput, entre l'attache du sterno-cléido-mastoïdien et du trapèze supérieur.

21 VB : Au point supérieur de la masse musculaire, au milieu de la partie supérieure de l'épaule, à mi-chemin entre le système épineux de la sixième vertèbre cervicale et de l'acromion.

Points couramment utilisés sur le méridien
Foie yin absolu de la jambe (F)

2 F : Distal de l'articulation métacarpe-phalange du gros orteil, proximal de la lisière de la palmure.

3 F : Distal de la base du cinquième métatarse.

5 F : 5 *tsun* au-dessus du bout de la malléole médiale sur la limite postérieure du tibia.

8 F : À l'extrémité médiale de la pliure du poplité, postérieur au condyle médial du tibia, à la lisière antérieure des tendons des demi-tendineux et demi-membraneux.

9 F : 4 *tsun* proximal de l'épicondyle médial du fémur, entre les muscles vaste intermédiaire et couturier.

Points couramment utilisés sur le méridien
Vaisseau conception (VC)

3 VC : Sur la ligne médiane antérieure, 1 *tsun* au-dessus de la symphyse pubienne, 4 *tsun* sous l'ombilic.

4 VC : Sur la ligne médiane antérieure, 3 *tsun* sous l'ombilic.

6 VC : Sur la ligne médiane antérieure, 1,5 *tsun* sous l'ombilic.

10 VC : Sur la ligne médiane antérieure, 2 *tsun* au-dessus de l'ombilic.

11 VC : Sur la ligne médiane antérieure, 3 *tsun* au-dessus de l'ombilic.

12 VC : Sur la ligne médiane antérieure, 4 *tsun* au-dessus de l'ombilic.

13 VC : Sur la ligne médiane antérieure, 5 *tsun* au-dessus de l'ombilic.

14 VC : Sur la ligne médiane antérieure, 6 *tsun* au-dessus de l'ombilic.

15 VC : Sur la ligne médiane antérieure, 7 *tsun* au-dessus de l'ombilic, le plus souvent localisé juste distal de la partie inférieure du sternum.

17 VC : Sur la ligne médiane antérieure, à mi-chemin entre les mamelons au niveau du quatrième espace intercostal.

Points supplémentaires couramment utilisés

Yintang : Sur la ligne médiane antérieure du visage, à mi-chemin entre les sourcils.

Taiyang : Dans la dépression de la tempe, 1 *tsun* postérieur au centre, entre l'extrémité latérale du sourcil et le coin externe de l'oeil.

Bitong : Dans la dépression sous l'os nasal, supérieur à l'aile nasale.

Adresses utiles

Nous vivons à une époque où une grande quantité d'informations sur différents sujets est disponible vingt-quatre heures sur vingt-quatre via Internet. À mon avis, c'est à double tranchant. D'un côté, les informations sont disponibles pour la consultation ; d'un autre, tout ce que vous trouvez sur Internet n'a pas toujours d'utilité ou de valeur. Il arrive parfois de mal interpréter des passages pris hors du contexte.

Les articles traitant des maladies sont rares, et la plupart du temps, les descriptions des maux et de leur évolution que l'on y trouve ne sont rien d'autres que des exemples classiques. La plupart des maladies s'exprimeront de diverses façons, selon les différences individuelles : âge, historique familial, antécédents de santé, alimentation, habitudes sportives, pour n'en nommer que quelques-unes. Recueillez des informations sur Internet si vous le voulez, mais elles ne remplaceront jamais le travail avec un professionnel de santé ou un médecin que vous connaissez et en qui vous avez confiance, qui comprendra et s'intéressera à votre enfant en tenant compte de ses caractéristiques personnelles.

Les meilleurs sites Web traitant des maladies infantiles sont ceux qui fournissent des informations et des conseils faciles à comprendre, utiles et fondés. Vous trouverez ci-dessous la liste de ceux qui me semblent les plus sérieux. Les deux derniers sites offrent des informations sur la protection de l'environnement et la manière de conserver les aliments de manière sûre et saine. Pour revenir sur ce sujet, je pense que, lorsque nous travaillons en harmonie avec la Terre Mère, nous investissons finalement dans la santé de nos enfants, leur bien-être et leur avenir.

Mayo Clinic

www.mayoclinic.com

C'est une excellente source avec un large choix d'informations concernant votre propre santé et celle de vos enfants. Soin des bébés, gestion de la santé et des maladies infantiles, alimentation et nutrition, approches de soins alternatifs ne sont que quelques exemples des nombreux sujets de ce site.

The Children's Hospital of Philadelphia
www.chop.edu/consumer/your_child

Les informations y sont claires et concises. Vous pourrez aisément trouver sur ce site des recommandations sur la manière de gérer les maladies infantiles et les urgences, ainsi que des conseils de bon sens sur l'art d'être parents.

Cincinnati Children's
www.cincinnatichildrens.org/health/info

Les informations que vous y trouverez peuvent être de nature un peu technique et profiteront plutôt aux professionnels de la santé qu'aux profanes.

KidsHealth
http://kidshealth.org/parents

KidsHealth est une institution de la fondation Nemours, une organisation sans but lucratif établie au début du siècle dernier et dédiée à améliorer la santé des enfants. Ce site offre des informations et des conseils clairs, compréhensibles et pratiques sur tous les aspects liés au soin et au développement de l'enfant.

Virual Pediatric Hospital
www.virtualpediatrichospital.org

Les questions-réponses pédiatriques les plus courantes de ce site donnent des explications simples sur toute une série de maladies de l'enfance et de l'adolescence.

Ask Doctor Sears
www.askdrsears.com

On y trouve des informations utiles couvrant l'éventail des problèmes rencontrés pour élever un enfant, l'art d'être parents, ainsi que des renseignements sur les maladies infantiles.

Keep Kids Healthy
www.keepkidshealthy.com

Voici un autre site digne de confiance avec des informations générales et des conseils pédiatriques sur le développement de l'enfant et l'art d'être parents.

Natural Resources Defense Council
http//:nrdc.org

Le conseil de défense naturelle des ressources est un groupe d'action environnementale dont la mission est la protection de la Terre et de tous les systèmes qui dépendent de sa santé et de son bien-être : humains, plantes, animaux – nous tous. Je consulte ce site pour suivre les problèmes qui affectent de nos jours notre environnement et obtenir des informations crédibles sur la santé réelle de notre planète qui, bien sûr, affecte directement notre santé ainsi que la santé et l'avenir de nos enfants.

Center for Science in the Public Interest
www.cspinet.org

Ce centre vise à fournir des données scientifiques sur la nourriture, la nutrition et la santé. Depuis plus de trente ans, il plaide pour la prévention sanitaire et un étiquetage honnête. Ce site Web donne des renseignements détaillés sur l'alimentation actuelle, des tuyaux sur la sécurité alimentaire, les aliments hasardeux, les propositions de lois et autres questions similaires. Sa lettre mensuelle *Nutrition Action Healthletter* propose des informations actuelles et précieuses sur l'alimentation et la santé.